Rétablissement et pouvoir d'agir en santé mentale infanto-juvénile

NOUVELLE REVUE DE L'ENFANCE
ET DE L'ADOLESCENCE

NUMÉRO 7

AREA
ASSOCIATION DE RECHERCHE SUR L'ENFANCE ET L'ADOLESCENCE

RÉTABLISSEMENT ET POUVOIR D'AGIR EN SANTÉ MENTALE INFANTO-JUVÉNILE

Dossier coordonné par
Frédéric Widart et Philippe Pétry

L'Harmattan

Site web :
association-recherche-enfance-adolescence.org
(Projet éditorial, recommandations aux auteurs, appels à contribution)

Les propositions d'articles sont à adresser au directeur de la publication ou à l'adresse mail de la revue.

Les tapuscrits sont lus par le comité de rédaction et le comité de lecture en double aveugle. Le comité de rédaction reste seul juge de l'opportunité de la publication des textes. Il peut demander aux auteurs, en lien avec le comité de lecture, des corrections de forme ou de fond.

Les textes sont publiés sur la seule responsabilité de leurs auteurs.

5-7, rue de l'École-Polytechnique ; 75005 Paris
http://www.editions-harmattan.fr
ISBN : 978-2-14-031074-4
EAN : 9782140310744

Nouvelle Revue de l'enfance et de l'adolescence

Portée par AREA :

Association de Recherche sur l'Enfance et l'Adolescence
Parution semestrielle

Remerciements

Le Comité de Rédaction de la *Nouvelle Revue de l'Enfance et de l'Adolescence* tient à remercier chaleureusement toutes les personnes ayant contribué à ce numéro en associant leur expertise, par leur lecture attentive et leurs conseils éclairés : Myriam Cannels, Jean-Pierre Petit, Michel-Henri Martin, Xavier Malisoux, Caroline Kamdoum

SOMMAIRE

ÉDITORIAL

« Automatismes mentaux ? »

Emmanuelle Granier[1]

Mi lebdig
han i en eige Hisle mir gwinscht…
Eb's emol dostoht ?[2]

La porte de la Boutique s'ouvre, déclenchant un carillonnage strident. Destiné à prévenir le vendeur de l'arrivée d'un client sur les lieux, il manifeste également une joie mécanique à l'entrée d'un acheteur potentiel. Annoncerait-il, par ce trait machinique, le consumérisme voleur d'âme des temps modernes ?
Vieux chiffons, meubles usagés, brocs fêlés et mille autres merveilles s'offrent à l'œil et à l'achat parcimonieux. Le labyrinthe emprunté permet les errances et choix de trajets, loin de la contrainte d'« EAKI, l'hypermarché sans retour », et laisse ici le consommateur se rêver voyageur.
Soudain, Mr B. apparaît : félin, yeux verts, sourire envoûtant, peau dorée parsemée de taches de rousseur, silhouette d'ancien danseur. Voix ensorcelante. Accueil « pro », après un marchandage incontournable donnant son sens et son goût au mot commerce. La Boutique est gérée par quelques patients du « secteur de psychiatrie », fréquentant par ailleurs le Presbytère (Hôpital de jour), la Roulotte, l'Accueil, parfois, rarement, la « Clinique » (hôpital psychiatrique). Un monde habité par ses patients, soignants, collectifs, grands discours du Chef[3] et plaisir à partager, vivre ensemble sans agenda Outlook ni DPI[4].
Le sens de la négociation de Mr B. atteint toutefois ses limites, lorsqu'il s'agit de contester une posologie de médicament

---

[1] Psychiatre, praticien hospitalier en service de pédopsychiatrie, psychanalyste

[2] « Toute ma vie, j'ai voulu ma maison à moi… La verrai-je un jour ? »
Ritter, L. (2017). *Haikus alsaciens*. Arfuyen,

[3] Baillon, G. (2009) *Les usagers au secours de la psychiatrie. La parole retrouvée*. Erès.

[4] Dossier Patient Informatisé

injectable retard qui l'enferme par périodes dans un apragmatisme insupportable. Le prix à payer… Depuis, la pharmacologie a progressé, mais les Clubs, Boutiques, Petits Bricolages élevés au rang d'Idéals, se voient en péril d'extinction silencieuse.

La psychiatrie de secteur a-t-elle péché par orgueil en s'autodésignant promotrice du mouvement de réhabilitation ? Aurait-elle tenté d'instrumentaliser, en les « récupérant », les associations d'usagers ? Pas si sûr ! La question de la réhabilitation psychosociale gagne à la mise en perspective historique. Relire par exemple « le mouvement de réhabilitation sociale aujourd'hui »[5], paru en avril 2006, me laisse à penser que nous, équipes de secteur psychiatrique, aurions — ou avions — eu bien tort de battre notre coulpe. Notre expertise de la psychose valait de se voir défendue devant des tutelles axées sur la sécurité et le renfermement, en faisant fi des liens sociaux du patient. Il est curieux de constater que, coïncidence, ce « changement de paradigme » teinté de néolibéralisme pragmatique, *cf.* pour ce numéro l'article de Bernard Golse, a pour conséquence un amoindrissement de moyens humains « trop coûteux ». Le plaisir à travailler des professionnels de terrain en a été, là encore, le prix à payer, on le constate en ces temps post-Covid[6]. Cette question politique sera développée ici (à relire dans 15 ans, donc…), en particulier par R. Wannberg. Certains ont fui cette violence en intégrant le soin pédopsychiatrique, plus ancré dans la Cité. Or, le fameux « changement de paradigme » a atteint ce domaine, *cf.* l'interview de A. Ciccione, l'article de T. Delcourt. Dans le domaine du soin infanto-juvénile, les diagnostics, dont la psychose, *cf.* encore une fois l'article de R.Wannberg, sous prétexte de prudence, se sont vu relégués derrière des constructions symptomatiques clés en main, Asperger, HPI,

---

[5] Giraud-Baro, E., Vidon, G., Legauay D., Banham, D., Massé, G. , Carla, A. Mierzejwski, C., … Roelandt, J. L. (2006). *L'Information psychiatrique*, 82.

[6] « C'est dans le secteur de la santé que le nombre de salariés en arrêt maladie serait le plus élevé : 53 % », Communiqué de presse (2022, 8 septembre). *Baromètre annuel Absentéisme de Malakoff humanis*. https://newsroom.malakoffhumanis.com/actualites/malakoff-humanis-presente-les-resultats-2021-de-son-barometre-annuel-absenteisme-maladie-e21d-63a59.html

TOP, etc. On a appris comme les associations d'usagers pouvaient aussi traduire le ressentiment de parents débordés par la souffrance.

L'émotion, le débat, suscités par ce sujet très politique, laissent la place dans ce numéro à des analyses documentées, d'autant plus inspirantes peut-être. L'*empowerment*, terme élégamment traduit par « empouvoirement », mais aussi « autonomisation », permet, semble-t-il, le *recovery*, rétablissement en santé mentale. Ce processus individuel et collectif d'autonomisation s'origine du point de vue du sujet souffrant, et battrait en brèche le modèle médical traditionnel du « patient ». L'OMS est venue « expliciter » tout cela.

Ce numéro 7 sera coordonné par Frédéric Widart, dont la réflexion s'est orientée, dès sa thèse de doctorat intitulée « Le travail, voie royale vers la santé mentale ? »[7], vers cette question si complexe que nous la déclinerons en deux temps, avec la complicité toute psychanalytique et philosophique de Philippe Pétry. Ces auteurs, formés et exerçant en France et en Belgique, pays voisin un peu orienté autrement dans le soin aux enfants, proposent un éclairage discrètement décentré via le choix des auteurs sollicités.

Pour mieux réfléchir au modèle de la réhabilitation psychosociale appliquée au champ de l'enfance et de l'adolescence, des acteurs du champ « psy » intervenant dans la Cité (articles de G. Monnoye, psychothérapeute, Nathalie Zottner, représentante d'un collectif de psychologues[8], C. Anrochte infirmier, M. Frossard psychologue, partageant leur retour d'expérience) incarnent le chœur des réfractaires à la relégation, peut-être davantage du côté de la désinstitutionnalisation que de l'*empowerment,* chacun se forgera son opinion.

Enfin, ces interrogations portant sur les pratiques et la clinique de l'actuel sociétal ouvrent sur les débats suscités par les minorités. Les questions identitaires, conviées par nos

---

[7] Widart, F. (2017). *Le travail, voie royale vers la santé mentale ?* (Thèse de doctorat en Psychologie et psychanalyse, Université Paris 7, Paris).

[8] *Cf.* aussi : France culture (2021, 28 septembre). « La santé mentale est-elle prise au sérieux ? », Laurentin, E. « Le temps du débat » (podcast).

adolescents dans la pratique clinique quotidienne, s'en voient renouvelées, rafraichies. Cette actualité nous incite à repréciser nos concepts de norme et de subversion, dans un retour salutaire aux philosophes, sociologues, psychanalystes, et autres penseurs, ayant accompagné l'errance des pré-*empowerment*[9].

---

[9] Pfauwadel, A. (2022). *Lacan versus Foucault. La psychanalyse à l'envers des normes*. Editions du Cerf.

INTRODUCTION

Les politiques d'activation En santé mentale infanto-juvénile.

Quelles conséquences le paradigme du rétablissementa-t-il sur la subjectivité et les pratiques ?

Frédéric Widart[10]

Un nouveau paradigme en santé mentale : optimisation des capacités et self-care

L'Organisation mondiale de la santé (OMS) considère que l'une des composantes essentielles de la santé mentale est la réalisation personnelle de l'individu envisagée dans ses rétroactions permanentes avec les facteurs socio-économiques (OMS, 2013). C'est ainsi que l'OMS définit « la bonne santé mentale » comme étant « un état de bien-être dans lequel la personne peut se réaliser, surmonter les tensions normales de la vie, accomplir un travail productif et fructueux et contribuer à la vie de sa communauté » (OMS, 2006). Par conséquent, la santé mentale est désormais considérée non plus comme une chose privée, mais bien comme un « bien public mondial », un « capital humain, social et économique des nations » (OMS, 2006). Dans cette perspective, la santé mentale constitue l'un des garants essentiels de la cohésion sociale. L'enjeu actuel pour les États consiste donc à optimiser la santé mentale de chacun en visant à remédier aux défaillances du facteur humain grâce à la (re) mobilisation des ressources de chaque individu, en vue de maximiser ses capacités et de réaliser son potentiel au profit de sa communauté. Les termes de ce contrat social sont rédigés avec des notions issues du monde de l'entreprise, dont la finalité est la productivité maximale, sous-tendue par les principes du management des travailleurs, eux-mêmes basés sur le modèle identitaire de

---

10 Docteur en psychopathologie et psychanalyse, psychologue clinicien, psychanalyste. Collaborateur de l'Université de Liège. Formateur à Psyclimède.

l'autoentrepreneur, du *self-management véhiculant* l'idéal du *self-made-man*. Dans le champ de la santé mentale, cela se traduit par la notion de *self-care*, notion située à la base du modèle pyramidal de l'optimisation des soins en santé mentale proposé par l'OMS (OMS, 2009). Le fait que chacun soit incité à veiller par lui-même à sa propre santé mentale constitue, bien entendu, la promesse d'une vie émancipée et de meilleure qualité,mais également le principe par lequel les instances politiques tentent de diminuer significativement les coûts colossaux en matière de santé mentale. C'est ce qui explique que nous assistions au déplacement toujours plus grand des soins psychiatriques hospitaliers vers une prise en charge au sein de la communauté, ainsi qu'à une responsabilisation de tous les acteurs de la société en ce qui concerne la santé mentale.

L'identité comme levier de la gouvernance actuelle

C'est en 2005, à Helsinki, que les États européens ont adopté le modèle de la « réhabilitation psychosociale », prôné par l'OMS, pour concevoir leurs nouvelles politiques visant à répondre aux problèmes considérables posés par la Santé mentale tant sur les plans humain qu'institutionnel et financier. Les notions princeps autour desquelles s'articule la réorganisation des dispositifs et des trajectoires psycho-médico-sociaux sont : le « pouvoir d'agir » (*empowerment*), le « rétablissement » (*recovery*) et le « projet de vie ». Ces termes font leur apparition, en France, dès le *Plan psychiatrie et santé 2005-2008* et l'influence de la réhabilitation psychosociale se confirme au fil du temps (*cf.* p. ex. *Plan psychiatrie et santé 2011-2015* ou encore *Programme pluriannuel Psychiatrie et santé mentale 2018-2023*). En Belgique, la réhabilitation psychosociale constitue également la charpente de l'importante réforme qu'a connue la santé mentale du secteur adulte en 2010 (*Psy107*) et du secteur enfant et adolescent en 2015 (*Psy0-18*).
Le « rétablissement » désigne le processus par lequel l'usager potentialise ses capacités en vue de *développer l'espoir* et d'*entreprendre* une vie satisfaisante (Anthony F. et al., 2002) et, dans le paradigme de la réhabilitation psychosociale, le travail constitue l'une des visées principales — sinon *le* révélateur par

excellence — du rétablissement (Widart F., 2017). Dans cette perspective, l'OMS prône la création de *dispositifs* sociétaux visant, tout d'abord, à modifier la globalité de l'environnement de façon à augmenter le nombre d'opportunités à saisir au cours de chaque trajectoire individuelle et, ensuite, à développer des *programmes* visant à *activer* et à *potentialiser* les compétences bio-psycho-sociales non seulement des *usagers* des services psycho-médico-sociaux, mais également de l'ensemble de la population à tous les âges de la vie et dans les différents environnements. Ce type de programmes — construits sur le modèle de la psychoéducation — met ainsi l'accent sur les « capabilités » (Sen A., 2000), c'est-à-dire sur les *capacités réelles* qu'ont les individus d'atteindre des buts qu'ils se sont eux-mêmes fixés. La logique à la base de ces programmes est la suivante : si la mauvaise santé mentale est fortement corrélée avec une image négative de soi, à l'inverse, une image positive de soi est un facteur favorisant la bonne santé mentale. L'accroissement des habiletés personnelles, et donc du pouvoir d'agir sur sa trajectoire de vie, constitue le meilleur des facteurs de protection individuelle. L'identité est ainsi considérée comme l'armature de la santé mentale et la construction identitaire, le projet identificatoire, devient le levier de la gouvernance actuelle.

À nouveau contrat social, nouveau contrat narcissique. L'entrepreneur comme idéal de l'identité contemporaine

Le contrat social serait ainsi passé d'une normalisation universaliste, conformiste et autoritaire, à une normalisation individualiste et permissive, du moins en apparence, puisque celle-ci pourrait se résumer dans l'injonction à l'autonomie, somme toute paradoxale : « *choisis ta vie et deviens toi-même en te dépassant sans cesse !* » L'individu idéal ne se mesure désormais donc plus par sa position (sociale, familiale, etc.) au sein d'un environnement caractérisé par la stabilité et la continuité, mais bien par son *pouvoir d'agir* et sa *capacité à prendre des risques* au sein d'un environnement *mouvant* et *discontinu* où la vertu suprême est figurée par le principe de *flexibilité*. Ne fournissant plus de points de repère préétablis et stables, la société attend par conséquent que l'individu agisse de

sa propre initiative en s'appuyant sur ses ressorts internes. Sur le plan identitaire, l'injonction de cette nouvelle gouvernance des individus transforme le « contrat narcissique » (Aulagnier P., 1979) — c'est-à-dire les termes du processus de subjectivation —, en confrontant le sujet à la nécessité d'une redéfinition permanente « par lui-même comme un être responsable, entreprenant », devant prendre « en charge son destin dans un monde social de plus en plus concurrentiel et compétitif. À la limite, c'est à l'individu de se faire l'entrepreneur de lui-même » (Castel R., 1981). M. Foucault envisageaitdéjà cette évolution dans son séminaire de l'année 1978-1979.
L'*entrepreneur* est celui qui se caractérise par son audace, par son esprit combatif, et par son *self-control*. Il est cet individu capable de vivre dans l'incertitude, de maîtriser la situation au lieu de la subir, et de développer, grâce à ses facultés, son *capital économique et humain*. Bref, l'entrepreneur est cet individu *capable* de prendre *seul* sa destinée en main, et ce, malgré les aléas et les incertitudes de la vie.

L'identité potentialisée fragiliserait-elle paradoxalement l'identité du sujet ?

Cette démarche résolument *prospective* du processus de rétablissement, consistant à amener l'usagerà entreprendre un travail de *redéfinition de soi* (Vrancken D et Maquet C., 2006), à construire et à concrétiser un *projet de vie*, ne pousserait-elle pas, contre toute attente, le sujet dans l'impasse même qui constitue sa problématique ? En *exigeant impérativement* de relancer le *travail de sublimation,* de *réélaboration de son projet identificatoire*, la réhabilitation psychosociale, *dans le contexte socio-économique actuel et en faisant reposer l'essentiel du processus sur les épaules de l'usager*, n'exacerberait-elle pas le conflit identitaire du sujet (Widart F., 2017) en accentuant l'écart, voire le clivage, entre le Je actuel et ses idéaux — la psychopathologie se traduisant en effet bien souvent par la souffrance liée à la difficulté voire à l'impossibilité temporaire ou chronique de se projeter dans l'avenir (Aulagnier P., 1979) ? Pouvons-nous en effet espérer que cette « culture de l'aléatoire » (Castel R., 1995), cette « culture du risque » (R. Castel, 2003), véhiculée par la généralisation du discours managérial à tous les niveaux de la société, puisse permettre au sujet lambda — et de surcroît au sujet souffrant de psychopathologie — de « faire des idéaux une incitation au progrès et donc de supporter la tension, la différence et le changement » (de Mijolla-Mellor S., 1998), c'est-à-dire ce dont le sujet a justement « le plus horreur » : la précarité et l'imprévisibilité (Aulagnier P., 1979) ? Malgré leurs *prévisions budgétaires* et leur *rationalité managériale*, les politiques d'activations en santé mentale de l'adulte semblent s'être engagées dans une voie *contre-productive* (Widart F., 2017, 2020).

Quid du rétablissement en clinique infanto-juvénile ?

Si cette problématique a fait de l'objet de nombreuses réflexions en sciences humaines, comme en sociologie (par ex. Castel R. ; Vrancken D. et Maquet C.), en philosophie (par ex. SadinE.), en éducation (Rastier F.) ou même en droit (par ex. De Greef V.), cette thématique est à ce jour relativement marginale dans le champ de la psychanalyse (par ex. le numéro 148 de la revue *Topique*). Et ce constat est encore plus important en ce qui concerne le secteur de la santé mentale infanto-juvénile (Widart F., 2021). C'est donc pour remédier à cette lacune que la *Nouvelle Revue de l'Enfance et de l'Adolescence* propose d'aborder dans ce numéro les répercussions directes de ce nouveau paradigme sur ce secteur, et ce, que ce soit sur le contrat narcissique, c'est-à-dire sur la construction identitaire des sujets, mais aussisur les pratiques et les identités professionnelles des intervenants psycho-médico-sociaux.

Que signifie pour un enfant, ou même un adolescent, optimiser ses capacités en vue de concrétiser son projet de vie, de surcroît lorsque celui-ci présente un handicap psychique et/ou mental ? Dans quelles mesures a-t-il le droit ou l'aptitude à prendre part à l'élaboration de ce projet et aux décisions le concernant ? Est-ce que ces choix ne reviennent pas, pour une large part, aux parents, aux éducateurs et autres intervenants ? De plus, les critères d'optimisation de ses compétences ne sont-ils pas davantage édictés par ses « porte-paroles » plutôt que par ses aspirations personnelles ? Au nom de quelles normes ou de quels idéaux

sociaux ? Celles relatives à la scolarité ? Celles issues dumarché du travail ? À en croire la place centrale qu'occupe ce dernier dans la définition de la santé mentale, les services de soins psychiques, en partenariat avec le reste des acteurs sociaux, doivent-ils *in fine* préparer le jeune sujet à s'adapter aux exigences de la société, c'est-à-dire à s'insérer sur lemarché de l'emploi compétitif, alors que l'on connaît désormais les conséquences désastreuses sur lasanté mentale des travailleurs de certains types de management (Dejours C.) couplé à une précarisation des statuts professionnels et des protections sociales (Castel R.) ?
La réhabilitation psychosociale considérant qu'il est plus efficace de contourner les retentissements fonctionnels de la maladie sur la vie quotidienne en laissant de côté les caractéristiques intrinsèques des psychopathologies pour se focaliser sur les ressources de l'usager (Anthony W. *et al.* ; Deleu G. ; Farkas M. *et al.*), une approche clinique des psychopathologies a-t-elle encore aujourd'hui une pertinence voire une légitimité en santé mentale ? Quelle place reste-t-il à la diversité des pratiques cliniques quand les visées et les modes d'action prônés sont essentiellement cognitifs (gestion) et comportementaux (*soft skills*) ? Quelle place reste-t-il à la subjectivité et à l'expression de la souffrancequand celle-ci doit-être gérée et non plus accueillie et écoutée ? À ce propos, il est tout à fait significatif de comparer les termes du projet du *Plan psychiatrie et santé mentale* de 2004, qui souligne le rôle essentiel de « l'écoute de la parole de parents exprimant leur fragilité, confiant leurs angoisses, leurs traumatismes à l'égard de leur enfant afin de répondre au mieux aux besoins des parents et des enfants », et la Feuille de route *Santé mentale et psychiatrie* de 2018 mettant l'accent sur le renforcement des capacités pour répondre aux besoins des enfants et de leur famille, et accompagner celle-ci dans le processus visant à « favoriser l'indépendance de leurs enfants ».
Dans un tel contexte, le discours du clinicien mettant en évidence les incapacités liées à la psychopathologie ou au handicap mental du jeune ou de sa famille, est-il audible, voire même autorisé ? N'encoure-t-il pas le risque de passer pour le pessimiste n'évoluant pas dans le sens de « l'entreprise » et, par

conséquent, d'être jugé « contre-productif » ? Et pourtant, les familles et les individus que nous rencontrons disposent-ils réellement tous des ressources minimales suffisantes pour s'inscrire dans un processus de rétablissement, pour répondre aux attentes des intervenants et des institutions ? Disposent-ils tous des habiletés dignes de l'entrepreneur (de soi) leur permettant de mettre enœuvre et de transmettre ces valeurs à leurs jeunes ? N'y aurait-il pas, à la base de ce nouveau paradigme, un *contrat de dupe* (Castel R.) consistant à prescrire l'autonomie d'un sujet ne disposant pas de capacités potentielles suffisantes que pour atteindre cet idéal ? N'assiste-t-on pas, paradoxalement, à l'évacuation de la subjectivité de la santé mentale alors même que la construction identitaire est devenue le levier d'action du contrat social ? La mise en réseau des professionnels de la santé mentale et des autres acteurs de la société, si elle comporte des avantages indéniables pour atteindre le bien-être de l'usager, pose néanmoins des questions relatives au secret professionnel des intervenants. Le consentement de l'usager à lever celui-ci (« je n'ai rien à cacher », lui arrive-t-il de dire…) ne résout en effet pas un certain nombre de questions cliniques, éthiques ou même légales. Mais même si le caractère individuel du secret professionnel est confirmé, ne doit-on pas rester vigilant lorsque celui-ci semble être remis en question soit dans les textes princeps (*Psy0-18*, p. 12) soit dans la bouche même d'un ministre de la santé[11] ? Ne doit-on pas non plus être vigilant à l'égard des dossiers patients informatisés (dès 2022 en France, prévus par la Loi Qualité des Soins de 2021 pour la Belgique) et au contenu de ceux-ci ? À cet égard, l'exemple finlandais, révélé en 2020, du piratage des données de milliers de dossiers de patients en psychothérapie, comprenant des conversations entre patient et thérapeute, ne doit-il pas nous mettre en garde ?
Est-ce que les modalités de financement des services en santé mentale infanto-juvénile ont-ellesdéjà évolué dans le sens d'une

[11] *cf.* les propos du ministre belge de la Santé, Franck Vandenbroucke, mettant sur le même pied la santé somatique et psychique pour justifier la nécessité d'un secret nécessairement partagé entre psychologues et les autres professionnels de la santé (*Le Soir*, 15 février 2022).

gestion managériale visant la rationalisation des frais sur base d'un calcul de l'efficience des prestations orchestrée selon une procédure normalisée (Maldonado-Duran J. M., Helmig L.) ? Est-il encore possible de proposer la candidature d'un nouveau projet institutionnel si l'on ne reprend pas les termes spécifiques à la réhabilitation psychosociale ?
À toutes ces questions s'ajoutent encore celles concernant le développement de l'E-Santé et des téléconsultations en santé mentale, étant donné que celles-ci s'y prêteraient particulièrement bien selon la Feuille de route *Santé mentale et psychiatrie* de 2018 ou encore les *Assises de la santé mentale* de 2021. Si ces nouvelles pratiques se profilaient à l'horizon, la pandémie de Covid-19 a donné une impulsion subite à celles-ci. Mais laissons peut-être de côté ces dernières questions qui pourront faire l'objet, pourquoi pas, d'un prochain numéro de la revue, et focalisons-nous sur celles relatives aux politiques d'activation en santé mentale.

Les numéros 7 et 8 de la Nouvelle Revue de l'Enfance et de l'Adolescence

Dans la première partie du numéro actuel, nous ferons le point sur le nouveau paradigme qu'est la réhabilitation psychosociale et envisagerons ses répercussions sur la conception des soins psychiques. Nathalie Zottner questionnera la pertinence de ce modèle en pédopsychiatrie dans un contexte socio -politico-économique en pleine mutation. Rosanna Wannberg clarifiera les termes de rétablissement et de subjectivité, et se demandera si la notion d'autonomie, qui sous-tend ce nouveau paradigme en santé mentale, ne négligerait pas la subjectivité des troubles mentaux. Quant à Cyprien Anrochte et Matthieu Frossard, ils reprendront à leur tour la notion d'autonomie pour se demander si celle-ci n'est pas dévoyée par les volontés politiques de ces réformes inscrites dans un contexte sociétal de désinstitutionnalisation, d'individualisation et de néolibéralisme.
La seconde partie de ce numéro questionnera justement les rapports qui existent entre néolibéralisme et santé mentale. Bernard Golse abordera les conséquences du recouvrement de la notion de psychopathologie par celui de santé mentale, ainsi que

l'impact du néolibéralisme sur ce secteur en crise qu'est celui de la pédopsychiatrie. Manque de moyens, explosion du nombre des demandes liées à la souffrance psychique des jeunes et de leur famille, Thierry Delcourt se demandera s'il est pertinent d'aborder cette crise via l'idéologie « du tout handicap » et des troubles neurodéveloppementaux.
La troisième et dernière partie de ce premier volet consacré aux nouvelles politiques en santé mentale infanto-juvénile, envisagera certaines conséquences de celles-ci sur les pratiques thérapeutiques. Geneviève Monnoye proposera une réflexion juridico-clinique sur les questions que pose le dossier patient informatisé partagé en termes de secret professionnel et de cadre du soin psychique. Enfin, Albert Ciccone abordera, dans un interview, la violence de cette injonction à l'autonomie et à l'indépendance de ces politiques, ainsi que la place du travail dans l'accompagnement des adolescents aux prises avec des troubles graves de la personnalité.
Le numéro 8 de *La Nouvelle Revue de l'Enfance et de l'Adolescence* poursuivra la réflexion initiée dans celui-ci concernant l'idéal de l'autonomie ainsi que les trajectoires des jeunes patients engagés dans un processus de rétablissement. Il se clôturera sur la question de la place de la psychanalyse dans ce nouveau paysage de la santé mentale.

Bibliographie

Anthony, W., Cohen, M., Farkas, M. & Gagne, C. (2002), *La Réhabilitation psychiatrique.* Socrate-Proma — rex Editions, 2004.

Aulagnier, P. (1979). *Les destins du plaisir. Aliénation. Amour. Passion.* PUF.

Castel, R. (1981). *La gestion des risques. De l'anti-psychiatrie à l'après-psychanalyse.* Editions de Minuit.

Castel, R. (1995), *Les métamorphoses de la question sociale.* Gallimard.

Castel, R. (2003). *L'insécurité sociale. Qu'est-ce qu'être protégé ?* Gallimard.

Castel, R. (2004). La face cachée de l'individu hypermoderne : l'individu par défaut. *In* Aubert, N. (2004) (dir.). *L'individu hypermoderne.* Erès, 2010, 119-128.

Comité Stratégique de la Santé mentale et de la Psychiatrie (2018). *Feuille de route Santé mentale et psychiatrie de 2018,* https://solidarites-sante.gouv.fr/IMG/pdf/180628_-_dossier_de_presse_-_comite_strategie_sante_mentale.pdf

Commission européenne (2005). *Livre Vert — Améliorer la santé mentale de la population : Vers une stratégiesur la santé mentale pour l'Union Européenne.* https://ec.europa.eu/health/ph_determinants/life_style/mental/green_paper/mental_gp_fr .pdf

Conseil de l'Europe (2008). Le bien-être pour tous. Concepts et outils de la cohésion sociale. *Tendances dela cohésion sociale,* 20. http://www.coe.int/t/dg3/socialpolicies/socialcohesiondev/source/Trends/Trends-20_fr.pdf

De Greef, V. (2016). *Droit au travail et troubles mentaux. Une analyse critique des exclusions et des inclusions par le droiten assurance chômage et en aide sociale.* La Charte, coll. « Association belge pour le droit du travail et de la sécurité sociale ».

Deleu, G. (2012). *Où nous mène la Réhabilitation Psychiatrique.*Socrate Editions Promarex.

Farkas, M., Gagne, C., Sullivan, S. A. (2005). *Disponibilité à la réhabilitation : une introduction.* Socrate Edition, 2007.

HAS (2018). *Programme pluriannuel Psychiatrie et santé mentale 2018-2023.* https://www.has-sante.fr/upload/docs/application/pdf/2018-10/programme_pluriannuel_psy_sante_mentale_2018_2023.pdf
Maldinado-Duran, J. M., Helmig, L. (2020). *Psychiatrie de l'enfant et de l'adolescent, en France, vue des Etats-Unis.* https://cdn.kaimh.org/uploads/2020/04/PSYCHIATRIE_DE_L_ENFANT_ET_DE_L_ADOLES.CENT.pdf
Mijolla-Mellor (de), S. (1998). *Penser la psychose. Une lecture de l'œuvre de Piera Aulagnier* Dunod.
Ministère du travail, de l'emploi et de la santé (2005). *Plan psychiatrie et santé. 2005-2008, France.* http : //social-sante.gouv.fr/IMG/pdf/plan_2005-2008.pdf).
Ministère du travail, de l'emploi et de la santé (2012). *Plan psychiatrie et santé. 2011-2015, France.* http://social-sante.gouv.fr/prevention-en-sante/sante-mentale-et-psychiatrie/article/plan-psychiatrie-et-sante-mentale-2011-2015
OMS (2005). *Action sur les déterminants sociaux de la santé : tirer des enseignements des expériences antérieures.* http://www.who.int/ social_determinants/resources/action_fr.pdf
OMS (2005). Déclaration sur la santé mentale pour l'Europe. Relever les défis, trouver des solutions. *Conférence ministérielle européenne de l'OMS sur la santé mentale « Relever les défis, trouver des solutions* », Helsinki, 12-15 janvier 2015. www.euro.who.int/ data/assets/pdf_file/0009/88596/E85446.pdf
OMS (2006). *Santé mentale : relever les défis, trouver des solutions.* Rapport de la Conférence ministérielle européenne de l'OMS concernant la santé mentale — 12-15 janvier 2005 à Helsinki — Finlande. http://www.euro.who.int/data/assets/pdf_file/0008/98 918/E88538.pdf
OMS (2009). *Improving Health systems and services for mental health.* http : //www.who.int/mental_health/ policy/services/mhsystems/en/
OMS (2010). *User empowerment in mental health – a statement by the WHO Regional Office for Europe, 'Empo – werment is not a destination, but a journey'.* www.euro.who.int/ data/assets/pdf_file/0020/113834/ E93430.pdf

OMS (2013). *Plan d'action pour la Santé mentale 2013-2020*, Comité régional de l'Europe Soixante — troisième Session, Cesme Izmir (Turquie), 16-19 septembre 2013. www.who.int/mental_health/action_plan_2013/fr/.
Projet Plan psychiatrie et santé mentale de 2004 http://www.psydoc-france.fr/Professi/Rapports/DousteBlazy/propositions.pdf
Rastier, F. (2013). *Apprendre pour transmettre. L'éducation contre l'idéologie managériale*. PUF.
Sadin, E. (2020). *L'Ère de l'individu tyran. La fin d'un monde commun*. Grasset.
Sen, A. (2000). *Un nouveau modèle économique*. Odile Jacob.
SPF Santé (2015). *Guide vers une nouvelle politique de santé mentale pour enfants et adolescents*, Service Public Fédéral — Belgique. www.psy0-18.be
SPF Santé (2010), *Guide vers de meilleurs soins en santé mentale par la réalisation de circuits et de réseaux de soins*, Service Public Fédéral Santé — Belgique. www.psy107.be
Mijolla-Mellor (de), S. (2020). *Topique*, *« Réinsertion professionnelle et santé mentale »*, 148.
Vrancken, D., Maquet, C. (2006). *Le travail sur Soi. Vers une psychologisation de la société ?* Belin.
Widart, F. (2017). *Le travail, voie royale vers la santé mentale ?* (Thèse de doctorat en Psychopathologie et psychanalyse, Université Paris 7).
Widart, F. (2020). Le travail, voie royale vers la santé mentale ? *Topique*, 148.
Widart, F. (2021). Nouvelle politique en santé mentale : face au paradigme de la réhabilitation psychosociale, l'approche clinique des psychopathologies a-t-elle encore un avenir ? *L'Information psychiatrique,* 97 (7) : 549-50

1. RÉHABILITATION PSYCHOSOCIALE ET SOINS PSYCHIQUES

Le modèle de la réhabilitation psychosociale en pédopsychiatrie : quelle pertinence ?

Nathalie Zottner[12]

Comment *agir* au mieux auprès de personnes atteintes d'une maladie mentale ? Telle est la question sensible qui oriente aujourd'hui le débat public. Seulement voilà, *comment agir au mieux* est indissociable d'une réflexion portant sur la finalité de l'action, elle-même étroitement liée aux représentations sociales de la folie dans notre société. De son temps, Freud a contribué à ce débat en énonçant que gouverner, éduquer, soigner, sont des métiers impossibles au sens où « il n'est pas concevable d'en produire une écriture scientifique qui permettrait de les maîtriser, de les organiser en raison et d'en prévoir les effets » (Chaumont, 2006). Les politiques hospitalières qui ne cessent de prendre le pas sur la direction des soins font-elles le pari contraire ? Leurs évolutions témoignent sans nul doute de ce qu'il est convenu d'appeler aujourd'hui « une rupture anthropologique brutale dans l'histoire de la clinique, son exigence de recherche et son art au carrefour de plusieurs sciences » (Vial-Durand, Turpyn, Zottner, 2022).

En 2017, conformément aux directives européennes, le modèle de la réhabilitation psychosociale se déploie sur le territoire français afin de répondre aux problèmes posés par la santé mentale[13]. Objectifs, population concernée, organisation des soins et outils certifiés seront consignés dans les textes législatifs qui suivront[14]. Le choix exclusif de ce modèle par les pouvoirs

---

12 Psychologue Clinicienne, travaille en pédopsychiatrie dans un centre médico-psychologique pour enfants et un hôpital de jour pour adolescents. Membre de la coordination de l'Inter Collèges des Psychologues d'Ile de France et du Collectif National Inter Collèges des Psychologues Hospitaliers.
Les chiffres entre crochets renvoient à la numérotation de la bibliographie

13 Décret n° 2017-1200 du 27 juillet 2017 relatif au projet territorial de santé mentale

14 Instruction N° DGOS/R4/DGCS/3B/DGS/P4/2018/137 du 5 juin 2018 relative aux projets territoriaux de santé mentale / Feuille de route santé mentale et psychiatrie du 28 juin 2018 / Instruction n° DGOS/R4/2019/10 du 16 janvier 2019 relative au développement des soins de réhabilitation psychosociale sur

publics devrait à lui seul nous alerter. A-t-il une pertinence dans le champ de la pédopsychiatrie ?

Au sujet de la réhabilitation psychosociale

Le mouvement de réhabilitation psychosociale apparaît aux États-Unis dans les années 1980. Il est étroitement lié à un mouvement de désinstitutionnalisation brutal qui a conduit un nombre considérable de patients atteints de troubles mentaux dans la rue ou les prisons faute de structures d'accueil alternatives (Morin & Franck, 2018). Dans ce contexte d'urgence, la réhabilitation s'est orientée dans un premier temps vers la protection de l'individu et le respect de ses droits. Le mouvement va peu à peu se structurer en s'appuyant sur un certain nombre d'initiatives citoyennes qui vont contribuer à la création de l'association mondiale de réhabilitation psychosociale (*World Association for Psychosocial Rehabilitation*) en 1986 (Duprez, 2008). Le Comité français pour la réhabilitation psychosociale (CFRP) verra le jour en 1996.

L'esprit de ce mouvement repose sur la volonté de redonner de l'espoir aux patients et à leurs proches. Dans cette optique, le rétablissement ne vise pas la guérison au sens habituel du terme (rémission des symptômes) (Lafont-Rapnouil, 2013), mais la réinsertion sociale et l'amélioration de la qualité de vie.

La réhabilitation psychosociale se donne pour objectif d'être au service de l'usager afin d'optimiser ses compétences et d'améliorer son fonctionnement en vue de son maintien ou de son engagement dans la vie active. Il s'agit avant tout de dépasser en partie le modèle médical traditionnel pour favoriser une approche globale de la personne centrée sur la réappropriation de son pouvoir d'agir, l'autodétermination et la dignité de la personne dans le but de repousser la stigmatisation et l'exclusion sociale. Plus qu'un ensemble de pratiques, l'OMS la définit comme « un processus permettant aux personnes présentant une déficience, une incapacité ou un handicap dus à un trouble mental

---

les territoires.

d'atteindre un degré optimal d'autonomie au sein de la communauté. » (Melac, 2018)

Le projet individuel de la personne en réhabilitation constitue l'axe de travail indispensable à tous les acteurs du réseau. Il repose, selon les membres du CFRP, sur un diagnostic de réhabilitation psychosociale qui se différencie du diagnostic médical Leguay & coll., 2008). Celui-ci sera établi sur la base de plusieurs évaluations qui serviront à planifier les différentes interventions et à mesurer régulièrement les réussites de l'usager, ses difficultés et ses besoins. Les outils utilisés tels que la remédiation cognitive, l'entraînement aux habiletés sociales ou encore la psychoéducation constituent la base du processus de réhabilitation.

Changer le regard et l'attitude de la société à l'égard des personnes souffrant de maladie mentale constitue une autre ambition de la réhabilitation. Dans cette perspective, elle préconise de développer « un soutien social étayant et diversifié » (Leguay & coll., 2008) afin de lutter contre les effets délétères de l'hospitalisation prolongée. L'articulation de l'ensemble des acteurs du social, du médico-social et du sanitaire est ainsi pensée en termes de réseau afin de permettre une fluidité des parcours de vie. Cette articulation concerne aussi les liens entre les pratiques de réhabilitation et le tissu sanitaire préexistant. Elle est assurée, dans l'esprit de la réhabilitation, par un *case manager*. Sa fonction est d'évaluer, construire, proposer et mettre en lien l'usager avec les différents services ou ressources communautaires (Gaudelus, 2018). Son rôle est comparable à celui d'un « courtier » (Lafont-Rapnouil, 2013) ou d'un référent social qui coordonnerait « un ensemble de services à la personne “à la carte” » dans le milieu de vie de l'usager (Duprez, 2008).

Le Comité français pour la réhabilitation psychosociale (CFRP) entend s'appuyer sur le secteur qui « loin d'être dépassé est à construire » (Leguay & coll., 2008). Le CFRP y voit l'opportunité de tirer profit des particularités du secteur telles que la fiabilité, la proximité du domicile des patients, l'accompagnement des équipes à taille humaine et l'intérêt porté à leur quotidien. Il considère ainsi le secteur comme la médecine générale de la psychiatrie et la réhabilitation comme une *spécialisation* ou encore une « valeur ajoutée » apportée au secteur (Leguay & coll., 2008).

Quelles seront les conséquences de la distinction faite entre *médecine générale de la psychiatrie* et *spécialisation de la psychiatrie* ? Apportera-t-elle une *valeur ajoutée* comme le préconise le CFRP ou au contraire, risque-t-elle d'affaiblir le soin psychiatrique de secteur ?

Pratique institutionnelle et secteur de pédopsychiatrie

Vingt ans avant la naissance du mouvement de réhabilitation psychosociale aux États-Unis et trente ans avant sa migration en France, le secteur de psychiatrie infanto-juvénile commence à se développer sur le territoire français. Celui-ci se concrétise peu après celle du secteur de psychiatrie générale, tous deux intrinsèquement liés à l'esprit de la thérapie institutionnelle née de l'expérience de Saint-Alban en Lozère (Bonnafé, Tosquelles).

L'idée du secteur repose sur la volonté de créer des structures ambulatoires pour éviter l'enfermement asilaire des patients et le maintien de l'enfant dans son environnement.
Quatre ans après la séparation de la psychiatrie et de la neurologie (cette dernière étant jugée trop techniciste), le secteur de psychiatrie infanto-juvénile se met en place en 1972 (Catheline, 2021), avec l'idée d'accueillir de manière inconditionnelle une population tout-venant au sein même de la communauté. Le centre médicopsychologique est alors conçu comme un point d'ancrage au sein duquel va s'articuler l'ensemble des acteurs qui gravitent autour de l'enfant.

Ce travail collectif va contribuer à façonner les entours d'un cadre de soin sur mesure pour chaque enfant. Celui-ci requiert une libre circulation de la parole et l'expression de points de vue divergents entre les professionnels. De ce partage va pouvoir émerger une « cohérence institutionnelle » (Delion, 2016) en mouvement qui, telle l'aiguille d'une boussole, s'oriente au gré des dires du patient et de son évolution. La dimension psychique ou subjective est ici centrale. Les pratiques soignantes pourraient être conçues comme une sorte de *bricolage* qui ne peut se concevoir *a priori* et où le soignant, tel un artisan, tente de « faire avec » l'inédit et ce qui résiste à l'action thérapeutique dans le cadre d'une relation intersubjective.

Le débat entre professionnels prend ici toute son importance. La capacité soignante va pouvoir prendre sens et s'enrichir au sein d'espaces de débats pluriels. Priver les soignants de cette ressource reviendrait à les « condamner à un assèchement mortifère de leur créativité » (Vial-Durand, 2022) avec toute la souffrance que cela impliquerait. Cette réalité nous invite donc à une grande prudence envers toutes les tentatives de maîtrise et d'empiètement des politiques qui annuleraient cette capacité à peser le sens des choses par une quelconque forme « d'automatisation » des pratiques soignantes (Dumesnil, 2010).

Un soin psychiatrique qui tente de se redéfinir

Le vacillement du réseau à l'aune des parcours de soin illustre assez bien les enjeux auxquels le soin psychiatrique est actuellement confronté. Le réseau en pédopsychiatrie, qui repose sur l'articulation entre les différentes approches des troubles de l'enfant (biomédicale, psychopathologique, sociale, pédagogique, éducative…), est confronté aujourd'hui à des difficultés majeures qui fragilisent les collectifs de travail et le soin. Les restructurations successives de l'hôpital et des institutions partenaires (ASE[15], secteur judiciaire, écoles…), l'introduction du DSM[16] et l'évolution des formations, « une lecture des troubles qui s'impose de manière dominante au détriment des autres (psychopathologique autrefois, neurologique aujourd'hui) » (Catheline, 2021) sont autant d'évolutions qui menacent le réseau de se déliter. Ajoutons à cela le manque de moyens alloués à la psychiatrie et la pénurie de professionnels, il en résulte un appauvrissement de la

[15] ASE : Aide sociale à l'enfance.

[16] Manuel diagnostique et statistique des troubles mentaux.

compréhension de la psychopathologie. Nous mesurons ici le risque d'un « empiètement » (Worms, 2014) de la sphère économique et politique sur le soin en psychiatrie.

L'organisation du travail, pensée indépendamment des pratiques soignantes et des réalités auxquelles les professionnels du terrain sont confrontés, témoigne actuellement d'un véritable rapt des métiers qui ne laisse guère de place à la dimension psychique du soin. Dans un contexte général de sécurisation, les pratiques valorisées sont désormais celles *recommandées*[17] par les instances gouvernementales et les financements des établissements dépendront en grande partie de leur application alors même que ce sont les conditions de possibilité du soin psychique et la complexité de la démarche soignante qui devraient amener à repenser en permanence l'évaluation économique des politiques de santé.

Dans ce contexte socio -politico-économique en pleine mutation, quelle pertinence aurait la réhabilitation psychosociale au regard des enfants et des adolescents actuellement pris en charge dans les hôpitaux de jour et les centres d'accueil thérapeutique à temps partiel (CATTP) ?

Les écueils de la réhabilitation en pédopsychiatrie

La question de l'autonomie en psychiatrie infanto-juvénile est une question relative à plus d'un titre. Il nous paraît simpliste de considérer que le développement d'un enfant pourrait se réduire à l'apprentissage de normes, qu'il soit atteint d'une maladie mentale ou non. L'autonomie est intrinsèquement liée à un travail de symbolisation chez l'enfant et l'adolescent qui ne peut être séparé des affects et processus psychiques qu'il mobilise (angoisse, mécanisme de projection et de clivage…).
D'une manière générale, une lecture uniquement par trouble au détriment d'une compréhension globale de l'expression de la

[17] Je fais référence ici aux bonnes pratiques recommandées par la Haute Autorité de Santé (HAS).

souffrance de l'enfant conduirait sans nul doute à l'enfermer dans des catégories par ailleurs fort discutables et réductrices. L'intérêt porté aux déficits cognitifs pour expliquer un défaut d'autonomie, associée au traitement rééducatif des thérapies comportementales, nous conduirait-il vers un *Pass social* obligatoire ?

Le psychiatre Matthieu Duprez en fait le constat lorsqu'il évoque la dimension politique de la réhabilitation psychosociale. « Aussi bien en ce qui concerne sa pratique rééducative, dit-il, qu'en matière de défense des droits des personnes, ou encore en ce qui concerne le type de psychologie à laquelle elle se réfère [...] c'est la mise en pratique d'une certaine forme du lien social alliant fantasme de l'autonomie et illusion de liberté sous couvert de défense des droits de l'homme et de respect des libertés individuelles, alors même que les forces en présence travaillent à la généralisation des systèmes de surveillance et de normalisation disciplinaire que M. Foucault regroupe sous le terme de "panoptique" » (Duprez, 2008).

Si l'on considère le décalage entre les besoins des enfants et adolescents psychotiques actuellement pris en charge dans les hôpitaux de jour et les CATTP, et la conception adaptative du soin prônée par la réhabilitation, on peut légitimement s'inquiéter du devenir des jeunes dont la pathologie résiste déjà en elle-même aux approches normatives et adaptatives.

Dans le champ de la pédopsychiatrie, un pas supplémentaire vers *l'optimisation du potentiel* de l'enfant nous conduirait vers une version plus « soft », mais tout aussi dangereuse du dépistage systématique des troubles des conduites chez l'enfant, préconisé il y a peu, à des fins normatives[18]. Si le gouvernement avait reculé à l'époque sous la pression de l'opinion publique et la mobilisation des professionnels comme le collectif « Pas de zéro de conduite », la psychologue et psychanalyste Sylviane

---

[18] Je fais référence ici à l'expertise de l'Inserm en 2006 portant sur le dépistage systématique des troubles des conduites chez les enfants âgés de trois ans.

Giampino[19], interviewée par Philippe Borrel (Borrel, 2010), s'inquiète de voir cette idéologie déterministe s'installer aujourd'hui par le biais des pratiques.

La réhabilitation psychosociale interroge le soin

Je m'appuierai ici sur la définition du soin « complet » tel que le définit le philosophe Frédéric Worms avec toutes ses dimensions : psychique (dimension subjective du soin), objective et technique, mais aussi morale, sociale et politique [12] pour ouvrir quelques pistes de réflexion.
Si l'on considère l'ensemble de ces dimensions, comment vont-elles s'articuler en réhabilitation ? La juxtaposition des divers dispositifs d'accueil et de soin reliés par un *case manager* et des valeurs communes suffira-t-elle à penser le sujet dans sa globalité ? Sera-t-elle suffisante pour le faire exister en tant que sujet dans l'esprit des différents intervenants, condition *sine qua non* pour qu'une relation transférentielle s'instaure ?

Au risque d'aborder une question délicate, pour ne pas dire périlleuse, arrêtons-nous sur la question des valeurs de la réhabilitation.
La promotion des valeurs positives telles que le respect, la dignité, l'alliance thérapeutique… tient une place centrale en réhabilitation. La force de ces valeurs est sans nul doute d'établir une culture commune, un cadre, voire un liant entre les acteurs du terrain. L'effet hypnotique qu'elles produisent réaliserait-il en revanche un glissement (et donc un évincement) de la dimension subjective du soin au profit d'une dimension morale du soin ? Cela reste une hypothèse.
Néanmoins, la promotion de valeurs idéalisées, leur caractère incontestable et « prêt-à-porter », risquent fort de détourner le désir et la responsabilité du soignant, comme celui de l'usager, au profit d'un engagement tourné vers un idéal sociétal. Il y a fort à craindre que ce détournement inhibe les capacités des soignants à penser les effets de la dimension intersubjective inhérente à toute relation de soin. Rappelons ici que le partage, à plusieurs,

[19] Membre fondateur du collectif « Pas de zéro de conduite.

d'une pensée trébuchante — sans jugement de valeur — reste encore le moyen le plus sûr d'accueillir de manière inconditionnelle la vulnérabilité et ses multiples visages si l'on veut éviter que le rapport soignant/soigné ou encore, que le rapport entre les professionnels ne se transforme en un rapport de pouvoir.

Ce partage entre les différents intervenants du réseau pourra-t-il se faire et comment ? La multiplicité de l'offre de soin et *le soutien social étayant et diversifié* préconisé par le CFRP afin de lutter contre les effets délétères de l'hospitalisation prolongée seront-ils suffisamment contenant pour lutter contre les effets de déliaison de la psychose ? Comment ces dispositifs vont-ils pouvoir s'instituer dans un continuum et une représentation collective dont les effets de symbolisation sont tout aussi nécessaires aux équipes qu'aux patients ?

Il est une chose de faire du lien, il en est une autre de se rencontrer pour penser ensemble le soin et partager des points de vue divergents sur le patient, d'autant plus lorsque ceux-ci s'appuient sur des modèles théoriques différents. La notion de « tissu conjonctif » développée par le psychiatre et psychanalyste Jacques Hochmann est ici éclairante (Hochmann, 2004). Il établit une analogie entre les conjonctions de coordination, véritables liants dans une phrase, et les facteurs de liaison dans la structure même de l'appareil soignant (réunions, accompagnements de l'enfant...). Ces facteurs de liaison rempliront leur rôle « conjonctif et coordinateur », dit-il, à la condition de pouvoir se représenter l'enfant dans sa globalité, y compris en dehors de ses temps de prise en charge. Un « récit commun » va ainsi progressivement se construire au gré des rencontres entre l'enfant, sa famille, l'école, la cité et les soignants. « Articulé et organisé sous le signe des catégories du temps, de l'espace et de la causalité », ce récit, dit-il, « ouvre progressivement en lui des espaces psychiques différenciés où des souvenirs trouvent à se loger et où germe une intentionnalité ». Le travail en réseau suppose donc, plus qu'une alliance entre les professionnels, un solide *tissu conjonctif*, condition essentielle pour éviter les clivages et une fragmentation du soin.

L'accompagnement du patient dans cette chaîne de soins ne peut que reposer sur l'engagement de l'ensemble des professionnels du terrain et en aucun cas se décréter a priori. À la lumière de ce travail institutionnel, l'articulation des différents lieux d'accueil ne peut se réduire à une simple organisation de moyens ou encore à une collection de dispositifs. Le case management, envisagé essentiellement sous l'angle organisationnel[20] (évaluations, mise en relation, coordination...) témoigne d'une rupture avec l'esprit du travail collectif *vivant* à l'œuvre en pédopsychiatrie. Il transforme, de fait, les professionnels en exécutants qui seront amenés à intervenir dans le cadre d'une planification pensée a priori.

Vers un défi majeur...

Si la dimension globalisante, temporelle et relationnelle des soins en pédopsychiatrie pouvait relever d'une *médecine générale de la psychiatrie* comme le définit le CFRP, en revanche, l'approche institutionnelle et les connaissances du développement psychique[21] de l'enfant qu'elle requiert relèvent d'une spécialisation. Celle-ci repose sur un savoir-faire *sans pareil* qui ne peut se dupliquer dans la mesure où il relève d'une construction plurielle toujours singulière qui nécessite une attention particulière portée à l'histoire de l'enfant, à son environnement social et familial et s'inscrit, de fait, dans un continuum entre le normal et le pathologique en raison du caractère évolutif de l'enfant.

L'approche cognitivo-comportementaliste des troubles neurodéveloppementaux qui a aujourd'hui l'oreille des pouvoirs publics devrait pouvoir s'articuler à une approche psychodynamique sans s'y substituer ou instaurer une hiérarchie de valeur entre troubles objectifs et troubles psychiques. « Le soin psychique est une dimension de tous les soins et non pas un

---

[20] Quand bien même l'accompagnement mené par le case manager repose sur une alliance thérapeutique.

[21] Normal et pathologique.

soin à côté d'autres », nous rappelle Frédéric Worms (Worms, 2014).
La mise sous tutelle des pratiques soignantes en faveur des plateformes de coordination et d'orientation pour les enfants atteints de troubles neurodéveloppementaux [18] au détriment de la préservation des structures de soin laisse plutôt présager l'évincement de la dimension psychique du soin en pédopsychiatrie.
En outre, le décalage entre les politiques qui visent aujourd'hui le « tout inclusif » et le manque de moyen alloué aux services publics et au milieu associatif, qui soutiennent une intégration dans le milieu scolaire adaptée à l'évolution de chaque enfant, devrait nous interroger.

Quelle que soit leur référence théorique, les professionnels devraient prendre le temps de se rencontrer et de débattre autour des tensions inhérentes à la notion de soin psychiatrique et de l'impact d'une évolution sociétale sans précédent sur l'accueil des patients, sans se soumettre aux diktats des idéologies ambiantes. La réduction de la dimension psychique de certains troubles neurologiques ou psychiques et l'empiètement de la sphère politique et économique sur les soins représentent un sérieux danger pour la prise en charge des patients en pédopsychiatrie et en psychiatrie en général. Sans être analysés par les professionnels, ils conduiraient sans nul doute à un retour en force de la dimension asilaire, cette fois-ci bien intégrée dans nos sociétés et à l'exclusion des enfants les plus vulnérables.

Bibliographie

Borrel, P. (2010). *Un monde sans fous*. Champ social éditions
Catheline, N. (2021). *L'enfant et la médecine, une histoire de la pédopsychiatrie (XIX-XXe siècle).* L'Harmattan.
Chaumont, F. (2006). « Métiers impossibles », in Chaumont, F (dir). *Psychanalyse : Vers une mise en ordre ?* La dispute.
Circulaire n° SG/2018/256 du 22 novembre 2018 relative à la mise en place des plateformes d'orientation et de coordination dans le cadre du parcours de bilan et d'intervention précoce

pour les enfants avec des troubles du neurodéveloppement/Circulaire interministerielle n° DIA/DGCS/SD3B/DGOS/R4/DGESCO/2021/201 du 23 septembre 2021 relative au déploiement des plateformes de coordination et d'orientation et l'extension du forfait d'intervention précoce de 7 à 12 ans.

Décret n° 2017-1200 du 27 juillet 2017 relatif au projet territorial de santé mentale.

Delion, P. (2016). Qu'est-ce que la cohérence institutionnelle ? . URL : https://www.yapaka.be/video/video-quest-ce-que-la-coherence-institutionnelle. Site consulté le 29/03/2022.

Dumesnil, J. 2010. 'Implications éthiques d'une "protocolisation" croissante… de la pratique médicale', in Duprez, M. (2008). Réhabilitation psychosociale et psychothérapie institutionnelle, in *L'information psychiatrique*, 84, 907-912.

Hirsch, E. *Traité de bioéthique : I — Fondements, principes, repères*. Érès.

Gaudelus, B. (2018). Case management et réhabilitation psychosociale dans le système français, in Franck, N. (dir). *Traité de réhabilitation psychosociale.* Elsevier Masson.

Hochmann, J. (2004). La psychose de l'enfant et l'institution, in Lebovici, S. (2004). *Nouveau traité de psychiatrie de l'enfant et de l'adolescent.* PUF

Instruction N° DGOS/R4/DGCS/3B/DGS/P4/2018/137 du 5 juin 2018 relative aux projets territoriaux de santé mentale / Feuille de route santé mentale et psychiatrie du 28 juin 2018 / Instruction n° DGOS/R4/2019/10 du 16 janvier 2019 relative au développement des soins de réhabilitation psychosociale sur les territoires.

Lafont-Rapnouil, S. (2013). La réhabilitation psychosociale : quelle réforme des services de soins est nécessaire pour passer des connaissances à la pratique ?, in *L'information psychiatrique*, 89, 371-377.

Leguay D., Giraud-Baro, E., Lièvre, B., Dubuis, J., Cochet, A., Roussel, C., Vidon, G. (2008). Le Manifeste de Reh@b' : propositions pour une meilleure prise en charge des personnes présentant des troubles psychiatriques chroniques et invalidants. *L'information psychiatrique*, 84, 885-893.

Melac, A (2018). Réhabilitation psychosociale et rétablissement : représentations dans une population de professionnels en psychiatrie (Thèse de doctorat en médecine, Université d'Amiens). https://dumas.ccsd.cnrs.fr/dumas-02096342/document

Morin, L., Franck, N. (2018). Valeurs de la réhabilitation psychosociale, in Nicolas, F. (2018), *Traité de réhabilitation psychosociale.* Elsevier Masson.

Vial-Durand, M (2021). L'impossible au cœur du vivant. *Le Journal des psychologues*, 53, 50-53.

Vial-Durand, M., Turpyn, M., Zottner, N. (2022). Regards sur l'effondrement de l'hôpital. https://intercolleges-psychos-idf.fr/IMG/pdf/se_nat_jeudi_27_janvier_2022.pdfWorms,
F. (2014). La dimension psychique du soin, *Pratiques en santé mentale*, 60, 47-51.

Rétablissement et subjectivité en santé mentale infanto-juvénile : considérations conceptuelles

Rosanna Wannberg[22]

Introduction

S'interroger sur les conséquences du paradigme du rétablissement sur la subjectivité et les pratiques en santé mentale infanto-juvénile, comme se propose de le faire ce numéro, demande à notre sens de clarifier au préalable certains points conceptuels. D'une part, la notion de rétablissement, au sens du paradigme portant ce même nom, a en premier lieu été élaborée dans le cadre d'une réflexion sur la prise en charge des troubles mentaux sévères chez des *adultes*, au cours des années 80, et cette notion est toujours en attente d'un travail de fond — historique, épistémologique et conceptuel — sur sa constitution et la logique qui la sous-tend[23]. De plus, si des chercheurs en santé mentale ont plus récemment commencé à s'interroger sur les possibles extensions dudit paradigme au suivi des enfants (Friesen, 2005 ; 2007) et des adolescents (Ward, 2014), les résultats de ces interrogations sont actuellement à la fois minces en quantité et mitigés en qualité (Ballesteros-Urpi, 2019 ; Naughton et al., 2018). D'autre part — et les deux points sont liés — l'originalité revendiquée du paradigme du rétablissement (notamment par opposition à l'ancien modèle dit « médical ») réside dans son ambition de restaurer l'identité personnelle et

---

[22] Psychologue clinicienne, doctorante en philosophie, boursière FRESH du Fonds national de la recherche scientifique, attachée au Centre Prospéro, Université Saint-Louis – Bruxelles et au Laboratoire interdisciplinaire d'études sur les réflexivités – Fonds Yan Thomas (Lier-FYT), École des Hautes Études en Sciences Sociales.

[23] Abraham, R. (2012). *Recovery of people with mental illness. Philosophical and related perspectives*, Oxford University Press. Au sein du paradigme du rétablissement, c'est sans doute L. Davidson dont les travaux seront discutés dans ce qui suit, qui a fait les efforts les plus systématiques de clarification des fondements conceptuels (Davidson 2003 ; 2021 ; Davidson et al. 2010). Pour une perspective sociologique, voir les travaux récents d'Alain Ehrenberg (2018 ; 2020).

morale de sujets atteints de troubles mentaux, en promouvant leur autonomie ainsi que leurs capacités de s'impliquer activement dans leur propre prise en charge et de s'engager dans des projets de vie personnels, et ceci *en dépit de certains symptômes résiduels* (voir Davidson et al. 2005 ; 2005 ; 2008). Or on pourrait penser que ces critères relèvent de capacités, voire d'un certain idéal, réservées aux adultes, et l'on peut en outre se demander s'ils épuisent le sens des notions du « sujet » et de « subjectivité ».

Comment dès lors *poser* la question des effets du paradigme du rétablissement sur la subjectivité des jeunes ?

Étant donné le caractère embryonnaire de ce questionnement et les difficultés qui lui sont inhérentes, nous souhaiterons ici, plutôt que de chercher à donner une réponse tranchée à cette question, contribuer, dans une perspective exploratoire et philosophique, à sa problématisation et à la clarification de ses termes.

Approcher les dimensions subjectives des troubles mentaux

Pour ce faire, il convient de préciser d'emblée ce que signifie pour nous adopter sur les débats en santé mentale une perspective philosophique, et en quoi une telle perspective selon nous s'impose. Suivant les orientations générales données par le philosophe Ludwig Wittgenstein, nous distinguons à cet égard deux types d'enquête : l'enquête philosophique ou conceptuelle portant sur le *sens* des termes, et l'enquête empirique ou scientifique portant sur les *phénomènes* et les liens que l'on peut observer entre ceux-ci dans l'ordre des faits (Wittgenstein, 2004[24]). De ce point de vue, nous considérons que l'enquête conceptuelle constitue une étape préalable à l'enquête empirique[25]. Ainsi, poser la question des *conséquences* du

[24] Pour introduire à la compréhension du rapport entre la philosophie et la science selon Wittgenstein, voir par exemple : Laugier (2002). Sur le rapport entre philosophie et psychologie en particulier : Aucouturier (2015).

[25] Préalable, et parallèle : car il est bien entendu possible que des découvertes scientifiques ou des changements empiriques en un sens plus large viennent en retour modifier nos concepts. Ceux-ci ne sont pas, en effet, donnés une fois pour

paradigme du rétablissement en santé mentale sur la subjectivité des malades — pour autant que l'on entend par-là une interrogation empirique portant sur les effets réels qu'auraient certaines pratiques sur un certain aspect des personnes auxquelles ces pratiques sont destinées — présuppose que l'on se soit accordé en amont sur le sens des termes impliqués, et tout particulièrement en ce qui concerne cet ensemble de notions appariées très discutées que sont le « sujet », la « personne », sa « subjectivité » et sa « perspective en première personne », etc.

Or, s'il y a aujourd'hui un certain consensus moral et politique qui se dessine quant à la nécessité de respecter la personnalité (au sens du *personhood*, c'est-à-dire ce que signifie être une personne) des malades, d'étudier les dimensions subjectives des troubles mentaux et de prendre en compte pour cela le point de vue de ceux qui en souffrent, force est de constater qu'il n'existe pas d'accord conceptuel et épistémologique sur ce qu'il faut mettre précisément sous ces termes.

À cet égard, les débats ayant actuellement cours dans le champ de la santé mentale au sein duquel le paradigme du rétablissement a initialement été élaboré, à savoir celui de la psychose et sa prise en charge (et tout particulièrement la schizophrénie), sont à nos yeux exemplaires. Dans ce contexte, le paradigme du rétablissement se présente en effet comme l'une des principales approches qui, sur le plan international, porte aujourd'hui une attention particulière aux « expériences en première personne » de la psychose, par opposition aux modèles qualifiés de « réductionnistes » qui se restreignent à la quête de ses soubassements neurophysiologiques et génétiques (Hamm et al., 2018 ; *cf.* Lysaker & Lysaker, 2010). Cependant, il apparaît vite que cet appel à une perspective en première personne sur la psychose a, au sein du paradigme du rétablissement, quelque chose d'ambigu. Car, contrairement à d'autres approches

---

toutes, et c'est par ailleurs en ceci que les débats en santé mentale non seulement ont besoin de clarification conceptuelle, mais qu'ils peuvent aussi être instructifs pour comprendre certaines tensions conceptuelles plus générales qui entrent en jeu dans la constitution de soi, comme nous le verrons en concluant cet article.

poursuivant le même objectif général, il ne s'agit pas vraiment, pour les partisans du rétablissement, d'inviter les personnes atteintes à porter un regard introspectif sur le vécu de la psychose *elle-même*[26], mais plutôt sur tout ce qui l'*entoure*, et en particulier sur les définitions personnelles du *bien-être* et sur ce que font les malades de leur propre initiative pour le promouvoir, et ceci sans vraiment renoncer à une conception « réductionniste » ou « médicale » de la maladie elle-même. En effet, lorsque les promoteurs du paradigme du rétablissement opposent celui-ci à l'ancien modèle « médical », ils ne visent pas tant à *contester* les hypothèses naturalistes sur la nature et l'origine des troubles psychotiques, mais à *englober* ces hypothèses dans une approche plus holistique, dont l'originalité revendiquée est de mettre la « personne » au principe de sa prise en charge et de la construction et la réalisation d'un projet de vie, en dépit de la maladie, dont les manifestations restent, de fait, souvent récurrentes.
On voit cette logique en œuvre par exemple dans les travaux de Larry Davidson, psychologue de l'université de Yale qui, au cours des trente dernières années, a largement contribué à mettre en place les fondements conceptuels dudit paradigme[27] et à le disséminer sur le plan international[28]. Pour expliquer les points de divergences entre le paradigme du rétablissement et le modèle médical, Davidson fait appel à deux « sources » du premier, qui viendraient contrecarrer deux présupposés fondamentaux du second. D'une part, contre le présupposé d'une chronicité irrémédiable de la schizophrénie allant fatalement vers la détérioration de l'ensemble des fonctions mentales des malades, il évoque des études épidémiologiques longitudinales à large

---

[26] Comme le fait notamment l'approche d'inspiration « phénoménologiques » de la schizophrénie défendue entre autres par Josef Parnas, sur laquelle nous reviendrons plus loin.

[27] En puisant notamment dans la phénoménologue d'Edmund Husserl, à qui il consacre sa thèse de doctorat dont est tiré un certain nombre d'articles publiés au cours des années 90, ayant récemment donné lieu à une monographie (Davidson, 2021), il mettra en place une méthodologie quantitative pour interroger les personnes souffrant de troubles mentaux sévères sur leurs besoins et stratégies de rétablissement (Davidson, 2003).

[28] Il publie notamment de nombreux articles de revue et de chapitres d'ouvrages collectifs pour présenter le paradigme et en clarifier le sens et les méthodes.

échelle qui se sont multipliées au cours des années 70 pour montrer la variabilité des trajectoires évolutives des personnes diagnostiquées de schizophrénie (*outcome studies*). D'autre part, contre le présupposé d'une maladie intrinsèquement destructive de la personne, il emprunte aux mouvements militants d'ex-patients, contemporains de ces études, dénonçant les abus subis dans les institutions psychiatriques et les effets néfastes de la stigmatisation et de la discrimination liées à l'étiquette de « malade mental », l'insistance sur le poids déterminant des facteurs sociaux dans la souffrance attachée à la schizophrénie. Celle-ci n'attaquant donc pas par principe l'intégrité de la personne : ce qui lui laisse une certaine marge de manœuvre pour se reconstruire une vie et une place personnelle dans la société, en dépit des limitations imposées par la maladie (Davidson, 2003).
Il en résulte un certain élargissement du spectre des paramètres à considérer pour définir le rétablissement, notamment puisqu'une nouveauté des études épidémiologiques auxquelles Davidson fait référence était d'étudier plus systématiquement une large gamme de variables incluant non seulement la rémission symptomatologique, mais aussi les relations sociales, l'adaptation fonctionnelle et professionnelle, la qualité de vie, etc. et que l'on a pu constater alors une certaine indépendance entre ces différentes catégories, suggérant qu'une vie autonome et intégrée dans la société n'est pas antithétique avec la présence de certains symptômes schizophréniques. Cette idée est en outre renforcée par l'inspiration militante qui a invité à considérer les aspects sociaux et à prendre en compte la voix des malades.

En revanche, il est clair que l'on *ne* reprend *pas* de ces mouvements militants ce qu'ils avaient de plus radical, c'est-à-dire la contestation de l'institution psychiatrique elle-même, et notamment de sa tendance à médicaliser la folie ou plus simplement de caractériser ce qui se joue pour ces patients en termes médicaux (Rashed, 2019). Il s'agit donc bien plus d'un élargissement du modèle médical que d'un refus franc de celui-ci. Ainsi, Davidson salue-t-il le progrès que constitue selon lui le passage à une conception neurophysiologique de la schizophrénie (Davidson, 2003). Plus généralement, comme l'a bien montré Alain Ehrenberg (2018), tout en formulant l'horizon général de la prise en charge de troubles mentaux en termes d'autonomisation des patients et d'accroissement de leur « pouvoir d'agir » (*empowerment*), le paradigme du rétablissement s'associe, au niveau plus précis des pratiques thérapeutiques employées pour parvenir à cette fin, ainsi que des théories psychologiques avancées pour les justifier, aux neurosciences, à la psychologie cognitive et à la réhabilitation psychosociale. Du coup, la promotion de l'autonomie et la restauration d'une certaine position du sujet entendu comme agent responsable, semble passer ici par des techniques fondées sur la psychologie qui se présente aujourd'hui comme la plus « scientifique » et la plus « objective » qui soit, avec le risque de passer outre quelque chose qui relève de la subjectivité du trouble, souvent assimilée dans ce contexte, comme nous allons le voir, au vécu psychologique, à l'expérience intime de la maladie.

Négliger la subjectivité ?
L'exemple de la détection précoce du « risque » psychotique

Pour illustrer ce dernier point, on peut se pencher par exemple sur les pratiques de détection du « risque psychotique », ce qui, par la même occasion, permet de voir comment la logique du rétablissement peut s'étendre à des populations jeunes, en particulier des adolescents. De manière concomitante à l'expansion du paradigme du rétablissement depuis les années 90, se sont en effet multipliés dans le monde occidental[29], des programmes visant la prévention de troubles psychotiques chez des jeunes présentant ce qu'il est désormais convenu d'appeler des états mentaux « à très haut risque » (*ultra high risk*) de subir un épisode ou trouble psychotique. Ces états à risque se manifesteraient par des difficultés et des plaintes évoquant la

[29] Notons cependant que la France constitue une exception à cet égard (Krebs, 2019). De la même manière, le paradigme du rétablissement n'a pas connu en France le même succès que dans les pays anglo-saxons. La spécificité du cas français demanderait un traitement à part, tout comme les réflexions générales que nous avançons dans cet article devraient être précisées en les circonscrivant aux différents contextes nationaux.

possibilité d'une évolution vers des symptômes psychotiques (Fusar-Poli & al., 2013). Bien entendu, l'idée qu'il y aurait certains signes précurseurs ou prodromes de la psychose est elle-même ancienne, ces termes renvoyant historiquement à ce qui est rétrospectivement identifié comme des éléments annonçant l'entrée dans la maladie (Yung & Mc Gorry, 1996a; 1996b). Cependant, l'introduction de la notion prospective d'état mental « à risque » et la mise au point d'outils psychométriques fiables pour l'identifier marquent une nouvelle évolution caractérisée par la systématisation et la généralisation des pratiques de détection à visée préventive, qualifiée par leurs promoteurs d'un véritable « changement de paradigme » (Miller & al., 1999).

Or à un certain niveau de généralité, on pourrait dire que ce changement de paradigme du traitement vers la prévention ne fait qu'un avec le changement de paradigme opéré par le glissement de la guérison des symptômes vers le rétablissement de la personne. En effet, dans le contexte général de la psychiatrie contemporaine « mainstream », tel que l'on peut le trouver dans la littérature scientifique des revues internationales les plus influentes, mais aussi dans des recommandations internationales et des politiques nationales, la prévention et le rétablissement figurent souvent comme deux pôles sur un continuum des interventions ciblant les différents stades d'une maladie, y compris donc quand elle ne s'est pas encore déclarée et quand ses phases « aigues » sont dépassées afin d'éviter des hospitalisations coûteuses et éprouvantes. L'esprit général qui caractérise ce champ est en effet largement conditionné par les nécessités d'innover les soins psychiques face à une prise en charge des troubles psychiques qui est de plus en plus désinstitutionnalisée, et on comprend évidemment que l'autonomie du sujet atteint de maladie mentale devient dès lors un enjeu clinique, mais aussi social et économique majeur. Prévention et rétablissement apparaissent alors comme deux priorités nouvelles. On peut le voir par exemple dans le rapport de la première conférence réunissant les ministres de la santé européens et membres de l'Organisation mondiale de la santé (OMS). En vue de s'accorder sur les principes communs qui devraient désormais guider les différentes politiques nationales en matière de santé mentale, le rapport insiste en effet sur l'importance de penser et investir au-delà du domaine de traitement, en concevant la mise en œuvre de « systèmes de santé mentale complets, intégrés et efficaces englobant la promotion, la prévention, le traitement, l'adaptation, les soins et la réinsertion sociale » (OMS, 2006).

On observe également une orientation similaire chez les promoteurs du paradigme du rétablissement eux-mêmes. Davidson, par exemple, tout en critiquant certains programmes de prévention de récidive de la psychose chez des patients ayant déjà connu des hospitalisations — en raison de leur focus trop restreint sur le seul entraînement au repérage de signes mentaux précurseurs d'un épisode psychotique, au détriment d'un travail sur l'environnement social et relationnel dont la faiblesse est souvent évoquée par les malades eux-mêmes comme facteur déterminant de la « rechute » dans la psychose (Davidson & al., 1997 ; 2000) — participe en même temps à ces études qui prennent essor dans les années 90 sur la détection précoce chez des jeunes à risque n'ayant pas encore connu d'épisode psychotique franc. Davidson est en effet un collaborateur du psychiatre Thomas Mc Glashan, internationalement reconnu pour ses travaux dans ce champ, avec qui il écrit sur les recherches sur les *outcomes* de la schizophrénie. Il voit alors, dans les études sur les phases prémorbides et prodromiques de la schizophrénie, une suite logique des études épidémiologiques des années 70, qu'il invoque, on l'a vu, comme une source majeure du paradigme qu'il a à peu près au même moment contribué à élaborer, dans la mesure où l'identification et la prise en charge précoce des troubles favoriseraient une évolution positive (Davidson & Mc Glashan, 1997). En ce sens, il participe avec Tandy Miller et Mc Glashan à la mise au point d'une des principales échelles psychométriques pour identifier, dans la recherche et dans la clinique, les « états mentaux à risque de psychose » et pour évaluer leur sévérité — la *Scale of prodromal symptoms* (SOPS: Miller & al., 1999), remplie sur la base de l'entretien structuré qui lui associé, le *Structured interview for prodromal symptoms* (SIPS: McGlashan et al., 2001). Or, ces outils, tout comme la *Comprehensive assessment of at risk mental state* (CAARM), mises en place quelques années auparavant par l'école de Melbourne d'Alison Yung et Patrick Mc Gorry (1996a; 1996b; Yung et al., 2005), typiquement considérée comme « pionnière » dans le champ de la détection et de l'intervention précoce et dont la SOPS le SIPS s'inspirent largement, reposent sur une définition opérationnelle de l'état à risque de psychose. Pour définir l'état à risque de la psychose, on se base en effet sur des critères « objectifs » pour identifier la psychose comme établis par le Manuel diagnostique et statistique des troubles mentaux (DSM), dans sa quatrième édition. Ainsi, le manuel pose cinq symptômes de la psychose, auxquels correspondent, dans ces outils, cinq symptômes atténués à coter dans la catégorie « symptômes positifs » sur une échelle allant de 0 (jamais présent) à 6 (présent sous une forme « sévère et psychotique ») qui, avec les scores de trois autres catégories, donnent un score global qui détermine la présence ou non d'état à risque[30] : à la catégorie du « délire » correspondrait la forme atténuée du « contenu de pensée inhabituel » ; à la « paranoïa », la « méfiance » ; aux idées de « grandeur » (*grandiosity*), l'« expansivité » (*expansivity*) ; aux « hallucinations », les « anormalités perceptives » ; à la « désorganisation du discours », « la parole discursive qui est difficile à suivre, mais non inintelligible »[31] (MaGlashan et al., 2001).

On comprend dès lors que l'allégeance de ces outils à l'approche opérationnelle du DSM les expose à la critique familière selon laquelle cette approche négligerait la « subjectivité » des malades.

Tel est en effet le reproche que leur adresse le psychiatre Josef Parnas (Parnas, 2005), lui-même défenseur d'une approche « phénoménologique » de la schizophrénie, celle qui, avec le paradigme du rétablissement, est considérée comme étant

---

[30] L'échelle évalue quatre domaines de symptômes : les symptômes positifs, les symptômes négatifs (comme l'isolement social et la diminution d'expressivité émotionnelle), les symptômes de désorganisation (e.g. « bizarreries », troubles de la concentration et de l'attention), les symptômes généraux (e. g. qualité du sommeil et de l'humeur).

[31] Nous traduisons. La cinquième édition du DSM, publié en 2013, suppriment les critères de paranoïa et d'idées de grandeur et introduit ceux du comportement désorganisé ou catatonique et les symptômes négatifs.

actuellement la plus sensible aux dimensions « subjectives » des troubles psychotiques (*cf.* supra, Hamm & al., 2018). Puisque ces outils reposent sur la définition opérationnelle de la psychose, type DSM, limitée à une simple énumération d'« indicateurs ostensibles », ils se passent comme ceux-ci de toute conceptualisation de la « subjectivité humaine » et des altérations spécifiques qu'elle subit, selon Parnas, dans les troubles psychotiques, y compris dans les phases prémorbides à savoir : « une perspective en première personne instable avec des formes variées de personnalisation, des perturbations du sens de propriété et d'agentivité, des distorsions du flux de la conscience et des expériences de désincarnation » (Parnas, 2005). Parnas cite explicitement l'échelle de l'équipe de Mc Gorry, mais il est clair que sa visée est plus générale et que, vu les proximités entre les échelles de Mc Gorry et de l'équipe de Mc Glashan, les deux tombent sous la même critique. Celle-ci vise en effet « l'explosion de l'intérêt pour les interventions précoces » qui, du fait de ce « manquement inquiétant », serait révélatrice d'une ignorance beaucoup plus généralisée en psychiatrie des « perspectives subjectives » des personnes « pré-schizophrènes » et schizophrènes. Cette négligence serait elle-même une conséquence logique des longues années de domination d'un « dogme épistémique positiviste-behaviouriste » qui aurait enchâssé au « corps des connaissances cliniques acceptées » des pans entiers des « expériences anormales » qui relèvent du vécu subjectif de la maladie. Pourtant, poursuit Parnas, ces expériences anormales sont hautement pertinentes pour le diagnostic différentiel et précoce, et elles ne sauraient être correctement approchées sans une théorie générale de la subjectivité humaine. Car celle-ci ne nous est pas accessible de la même manière que les objets spatiaux du monde extérieur. Faute d'une telle théorie, les chercheurs qui devraient tout de même s'intéresser à la « dimension subjective » auraient alors tendance à adopter une conception naïve, notamment en présupposant que le patient schizophrène et ses symptômes sont des « entités indépendantes », comme c'est souvent le cas, observe Parnas, dans les programmes de détection précoce de la psychose. Or n'est-ce pas précisément un tel partage que nous avons identifié au cœur du paradigme du rétablissement ? Faut-il donc conclure que celui-ci repose, soit sur une mécompréhension profonde, soit sur un franc déni ce qu'est la subjectivité ?

Subjectivité et/ou autonomie ?

Pour tenter de dégager brièvement quelques pistes de réponse à cette question, il faut à notre sens la replacer dans un cadre moral et social plus large. Nous avons en effet commencé par examiner en quoi le paradigme du rétablissement se présente comme l'une des approches qui cherchent justement à prendre en compte les dimensions subjectives de la psychose, et nous avons ensuite identifié à cet égard une certaine tension avec la tendance de ce paradigme à adopter une approche objectivante des symptômes mentaux. Cependant, en conclure, comme le fait Parnas, que l'on serait par-là tombé dans une conception naïve et erronée de la relation qu'entretient le malade avec sa vie psychique, entendue, dans sa perspective, comme le rapport que le sujet a à ses propres expériences vécues, serait, peut-être, rater la fonction morale que joue ce partage[32]. Comme l'a suggéré Alain Ehrenberg (Ehrenberg 2010 ; Ehrenberg 2018), ces changements profonds, que l'on observe depuis les années 80 au sein de la psychiatrie et dont le paradigme du rétablissement fait partie, semblent témoigner d'un changement anthropologique plus généralisé des sociétés modernes contemporaines où l'idéal d'autonomie s'impose comme notre condition commune, en incluant des populations qui se trouvaient auparavant aux marges de celui-ci, comme les sujets atteints de pathologies mentales sévères. Et, de

[32] Par ailleurs, cette définition de la subjectivité comme rapport à l'expérience vécue est elle-même critiquable, notamment du point de vue de psychanalyse qui conteste la transparence de l'accès à notre propre esprit qu'implique la définition phénoménologique, mais également pour la philosophie de la première personne qui s'inspire des travaux de Wittgenstein sur la philosophie de la psychologie, et qui reproche aux approches fondant la subjectivité sur l'expérience vécue de ne pas prendre suffisamment en compte l'implication active du sujet vis-à-vis de sa propre vie mentale, et de la responsabilité qui lui incombe de ce fait (voir par exemple : Descombes, 2014 ; Moran, 2013). Bien entendu, il conviendrait pour des travaux futurs d'explorer ces différentes conceptions de la subjectivité pertinentes pour penser les enjeux actuels dans le champ de la santé mentale plus en profondeur que nous avons pu faire dans ces quelques pages.

ce point de vue, il n'est pas interdit de faire l'hypothèse que le *sens* même de l'autonomie et de ce que signifie être un agent responsable se modifie par la même occasion. Par exemple, on pourrait penser qu'il devient de plus en plus difficile de nous concevoir nous-mêmes comme des êtres *intrinsèquement* clivés, c'est-à-dire qu'il pourrait y avoir des limitations proprement *internes* à notre psychisme, comme le pose en un sens Parnas, mais aussi, et plus fondamentalement, la psychanalyse, et que les tensions que nous avons ici identifiées sont aussi révélatrices de cette difficulté. Car l'intériorité des troubles prétendument neurophysiologiques que sont, pour le paradigme du rétablissement, la schizophrénie et les troubles psychotiques n'est évidemment pas de l'ordre de la conflictualité d'un sujet déchiré entre ses propres tendances intérieures : il s'agit bien d'une atteinte externe à la personne, quand bien même cette atteinte lui arrive, par hypothèse, à l'intérieur de son crâne. Certainement, on pourrait penser qu'une telle conception du sujet relève d'un certain « idéal de l'identité contemporaine », rapproché dans ce numéro à la figure de l'entrepreneur dont le lot est de toujours se prendre en charge lui-même. Mais justement, ce qui n'a pas encore été décidé, c'est jusqu'à quel point ces idéaux sociaux de la personnalité *nous constituent en tant que sujet*, combien ils font partie intégrante de notre propre subjectivité et du regard que nous posons sur nous-mêmes. Pour explorer cette piste, il faudrait une réflexion plus poussée sur la socialité de notre esprit, y compris lorsque cette socialité est individualiste. Peut-être la prise en charge des enfants pourrait à cet égard nous éclairer, dans la mesure où ils sont à la fois pris dans ces mêmes attentes qui sont les attentes mêmes de ce que veut dire devenir ou être un adulte, en même temps qu'ils attirent notre la dimension *relationnelle* dans la validation de ces attentes, de leur pondération et de leur réparation lorsqu'elles sont brisées. Mais c'est alors un inversement de perspective qui s'impose par rapport à celle dont nous sommes parties : d'une interrogation sur les conséquences de certaines pratiques sur la subjectivité, à celle sur ces pratiques peuvent nous dire du concept de subjectivité.

Bibliographie

Abraham, R. (2012). *Recovery of people with mental illness. Philosophical and related perspectives*, Oxford University Press.

Aucouturier, V. (2015). Du comportement à l'action. Faire de la psychologie après Wittgenstein ? *Revue philosophique de la France et de l'étranger*, 2015/2 (140), 187-204.

Ballesteros-Urpi, A., Slade, M., Manley, D. & Padro-Hernandez, H. (2019). *Conceptual framework for personal recovery in mental health among children and adolescents: a systematic review and narrative synthesis*. BMJ Open, 9. https://bmjopen.bmj.com/content/bmjopen/9/8/e029300.full.pdf

Davidson, L. (2003). *Living outside mental illness. Qualitative studies of recovery in schizophrenia*. New York University Press.

Davidson, L. (2021). *Overcoming psychologism: Husserl and the transcendental reform of psychology*. Springer Nature.

Davidson, L., Rakfeldt, J., Strauss, J. (2010). *Roots of the recovery movement in psychiatry. Lessons learned*. Wiley-Blackwell.

Davidson, L., Lawless, M., Leary, F. (2005). Concepts of recovery: completing or complementary? *Current opinion in psychiatry*, 18 (6), 664–667.

Davidson, L., Mc Glashan, T. H. (1997). The Varied Outcomes of Schizophrenia. *The Canadian Journal of Psychiatry*, 42 (1), 34–43.

Davidson, L., O'Connell, M. J., Tondora, J., Lawless, M. (2005). Recovery in serious mental illness: a new wine or just a new bottle? *Professional psychology: research and practice*. 36 (5), 480–487.

Davidson, L., Schmutte, T., Dinzeo, T., Andres-Hyman, R. (2008). Remission and recovery in schizophrenia: practitioner and patient perspectives. *Schizophrenia bulletin*. 34 (1), 5–8.

Davidson, L., Stayner, D.A., Chinman, M.J., Lambert, S. & Sledge, W.H. (2000). Preventing relapse and readmission in psychosis. Using patients' subjective experience in designing clinical interventions. In Martindale, B. (2000). *Outcome studies*

in psychological treatments of psychotic conditions. Gaskell Publishers.
Davidson, L, Stayner, D. A., Lambert, S., Smith, P., Sledge, W. H. (1997). Phenomenological and participatory research on schizophrenia: recovering the person in theory and practice. *Journal of social issues*, 53 (4), 767–784.
Descombes, V. (2014). *Le parler de soi*. Gallimard.
Ehrenberg, A. (2010). *La société du malaise*. Odile Jacob.
Ehrenberg, A. (2018). *La mécanique des passions. Cerveau, comportement, société*. Odile Jacob.
Ehrenberg, A. (2020). *L'idéal du potentiel caché. Le rétablissement, le rite et la socialisation du mal. Anthropologie & Santé*. http://journals.openedition.org/anthropologiesante/6059.
Friesen, B. J. (2005). The concept of recovery: 'value added' for the children's mental health field?. *Research, policy, and practice in children's mental health*. 19 (1), 5–8.
Friesen, B. J. (2007). Recovery and resilience in children's mental health: views from the field. *Psychiatric Rehabilitation Journal*, 31, (1), 38–48.
Fusar-Poli P., Borgwardt, S., Bechdolf, A., Addington J., Riecher-Rössler, A., Schultze-Lutter, F., Keshavan, M., Wood, S., Ruhrmann, S., Seidman, L. J., Valmaggia, L., Cannon, T., Velthorst, E., De Haan, L., Cornblatt, B., Bonoldi, I., Birchwood, M., McGlashan, T., Carpenter, W., McGorry, P., Klosterkötter, J., McGuire, P. & Yung, A. (2013). The psychosis high-risk state: a comprehensive state-of-the-art review. *JAMA Psychiatry*, 70 (1),107-20.
Jay A. Hamm, J. A., Leonhardt, B. L., Ridenour, J., Lysaker, J. T. & Lysaker, P. H. (2018). Phenomenological and recovery models of the subjective experience of psychosis: discrepancies and implications for treatment. *Psychosis*, 10 (4), 340–350.
Krebs, M.-O. (2019). Le réseau transition : une initiative nationale pour promouvoir l'intervention précoce des psychoses débutantes chez l'adolescent et l'adulte jeune. *L'information psychia*trique, 8, (95), 557-671
Laugier, S. (2002). Wittgenstein et la science : au-delà des mythologies. In: Wagner, P. (dir.) (2002). *Les philosophes et la science* (498-577). Gallimard Folio.

Lysaker, P. H., Lysaker, J. T. (2010). Schizophrenia and alterations in self-experience: a comparison of 6 perspectives. *Schizophrenia bulletin*, 36 (2), 331–340.
Mc Glashan, T. H., Miller, T. J., Woods, S. W., Hoffman, R. E., Davidson, L. (2001). Instrument for the Assessment of Prodromal Symptoms and States. In: Miller, T. J., Mednick, S. A., Mc Glashan, T. H., Libiger, J., Johannesson J. O. (dir) (2001) . *Early Intervention in Psychotic Disorder.* Springer.
Miller, T. J., Mc Glashan, T. H., Woods, S. W., Stein, K., Driesen, N., Corcoran, C. M., Hoffman, R, Davidson, L. (1999). Symptom assessment in schizophrenic prodromal states. *Psychiatric Quarterly*, 70 (4).
Moran, R. (2013). *Autorité et aliénation. Essai sur la connaissance de soi.* Vrin.
Naughton, J. N., Maybery, D., Sutton, K. (2018). Review of child and adolescent mental health recovery literature: concordance and Contention. *Journal of Psychosocial Rehabilitation and Mental Health*, 5 (2), 151–158.
OMS (2006). *Santé mentale. Relever les défis, trouver des solutions. Rapport de la Conférence interministérielle européenne de l'OMS.* Copenhague : Organisation mondiale de la santé.
Parnas, J. (2005). Clinical detection of schizophrenia-prone individuals. *British journal of psychiatry*, 187 (48).
Rashed, M. (2019). *Madness and the demand for recognition. A philosophical inquiry into identity and mental health activism.* Oxford university press.
Rudnick, A. (dir). (2012). *Recovery of people with mental illness. Philosophical and related issues.* Oxford University Press.
Ward, D. (2014). 'Recovery': does it fit for adolescent mental health? *Journal of Child and Adolescent Mental Health.* 26, (1), 83–90.
Wittgenstein, L. (2004). *Recherches philosophiques.* Gallimard.
Yung A. R., McGorry P. D. (1996a). The prodromal phase of first-episode psychosis: past and current conceptualizations. *Schizophrenia Bulletin*, 22, (2), 353-70.
Yung, A.R., McGorry P.D. (1996 b). The initial prodrome in psychosis: descriptive and qualitative aspects. *Australian & New Zealand Journal of Psychiatry*, 30, (5), 587-99.

Yung, A. R, Yuen, H. P., Mc Gorry, P. D., Phillips, L. J., Kelly D., Dell'Olio, M., Francey, S. M., Cosgrave, E. M., Killackey Stanford, C., Godfrey, K., Buckby, J. (2005). Mapping the onset of psychosis: the Comprehensive Assessment of At-Risk Mental States. *Australian & New Zealand Journal of Psychiatry*, 39, (11–12), 964-71.

Naître chacun autonome ou le devenir ensemble : deux conceptions pour une politique de santé mentale

Cyprien Anrochte[33], Matthieu Frossard[34]

Introduction

La réflexion que nous partageons aujourd'hui est le fruit d'une rencontre entre deux professionnels travaillant en psychiatrie, mais avec des différences de lieux d'exercice, de formations et de métiers. Cependant, chacun suivant son propre chemin, nous avons été traversés par les mêmes questionnements sur l'évolution des pratiques soignantes, notamment, de façon paradigmatique, sur la place que prend aujourd'hui la réhabilitation psychosociale, en tout cas son appropriation par des équipes hospitalières.
Nous avons pu mettre en discussion nos expériences au sein du laboratoire de recherche du CRPPC de Lyon 2, et nous sommes arrivés au constat que *les volontés politiques de réformes du champ de la santé mentale ne peuvent être comprises que si nous les replaçons dans le contexte de l'évolution du concept d'autonomie dans la société contemporaine*.
Pour l'un d'entre nous, ce questionnement a débuté par la confrontation de deux mondes. D'une part, une pratique d'infirmier dans un secteur de psychiatrie. D'autre part, une place de représentant du personnel non médical dans un « groupe de travail permanent » de l'agence régionale de santé (ARS)[35]. Dans ce groupe de travail, la psychiatrie de secteur est souvent décrite

---

[33] Infirmier, Centre Hospitalier Georges Daumézon, Bouguenais - étudiant Master 2 Recherche Psychopathologie Clinique Psychanalytique, Université Lumière Lyon 2.
[34] Psychologue - doctorant, CRPPC, Université Lumière Lyon.

[35] Cette instance est issue d'une volonté ministérielle de favoriser une « démocratie sanitaire », y sont rassemblés des responsables d'associations du champ de la santé mentale, des personnels de l'ARS, des directeurs du secteur médico-social, des psychiatres et des cadres hospitaliers.

comme une institution archaïque qui doit s'adapter aux nouvelles normes sociales que ce soit en termes de management, d'organisation ou de techniques thérapeutiques.
Pour le second, doctorant en psychologie, il fut aussi partagé durant plusieurs années entre deux pensées du soin, un temps de psychologue en service de réhabilitation et un autre dans un service inspiré par la psychothérapie institutionnelle.
Dans nos pratiques, nous fûmes ainsi tous les deux confrontés à une tension, voire un conflit, entre deux conceptions :
l'organisation de la psychiatrie qui s'inscrit dans l'histoire de la sectorisation, c'est-à-dire une offre de soin sur un territoire donné, qui permet un suivi par une même équipe tout au long de la prise en charge ; une proposition sous forme d'interventions spécifiques en fonction des pathologies et des moments repérés de son évolution.
Cependant, il serait fallacieux de résumer cette opposition à une lutte des anciens contre les modernes. Elle relève en effet d'une mutation sociale, beaucoup plus générale et ancienne, d'attaque et de destruction des processus intermédiaires (Gaillard, 2015). En effet, nos institutions doivent se soumettre à des obligations de transparence qui tendent à faire disparaître tout espace qui, par son refus de se soumettre à la protocolisation du soin, échapperait au regard panoptique de nos tutelles.

De l'institution à l'établissement : l'impossible transmission de la spécificité

Au sein du groupe de l'ARS, le discours communément admis est qu'il faut diminuer le nombre de places en hospitalisations à temps plein, tant en psychiatrie qu'en pédopsychiatrie, celles-ci étant décrites comme intrinsèquement néfastes. Cette réduction des moyens doit permettre d'investir dans des plateformes de réhabilitations psychosociales. Le but avancé est de permettre une meilleure autonomie du patient grâce à des techniques « scientifiquement validées ». L'absence d'accès à de tels dispositifs est alors qualifiée d'une « perte de chance » pour l'évolution favorable du malade.

À l'opposé de ce discours, nos pratiques quotidiennes nous donnent à voir des services sous tension, qui gèrent tant bien que mal des demandes toujours croissantes d'hospitalisation en urgence et sous contrainte, et ceci dans des secteurs où l'augmentation de la population n'a pas été suivie par une compensation en termes de moyens. Les sorties, souvent précipitées pour libérer des places, amènent régulièrement des réhospitalisations rapides, dans un phénomène bien décrit de « syndromes des portes tournantes » (Radford, 1992 ; Botha et al., 2010).

En passant de 114 000 en 1984 à 42 000 en 2014 (Lopez & Turan-Pelletier, 2017), la diminution du nombre de lits est un trait saillant de l'évolution de la psychiatrie publique. Mais, il ne faudrait cependant pas réduire les institutions psychiatriques à leur seule fonction d'hospitalisation. En effet, en France, les secteurs ont été également des lieux de réflexion et de formations, notamment pour les infirmiers et les internes en psychiatrie. En 1982, une réforme de l'internat a cependant mis fin à cette exception en ramenant la formation et la qualification des psychiatres aux universités (Pinell, 2004). La suppression de la formation spécialisée des infirmiers de secteur psychiatrique en 1992 a également contribué à l'effritement d'une culture professionnelle commune. Ces réformes soulèvent la question de la transmission des façons de travailler originales, mais aussi, plus fondamentalement, celle du devenir d'une organisation reposant largement sur l'engagement de ses professionnels (Henckes, 2015).

Comme le note Pierre Delion (Delion, 2016), l'effacement de la spécificité en psychiatrie amène à une domination idéologique d'un modèle biomédical qui pèse également sur les organisations des dispositifs de soin. Ce phénomène est renforcé par la disqualification d'une psychiatrie générale, incarnée par le secteur, qui tend à être remise en cause par des professionnels experts d'une pathologie, d'un syndrome, souvent regroupés dans des centres ressources.

Nous avons donc un changement de paradigme dans la manière de penser le soin psychiatrique[36] : nous passons d'un modèle qui était « l'institution » comme un lieu qui soigne par l'intermédiaire d'un collectif soignants/soignés, ce qui implique, comme le rappelle Guattari (Guattari, 2020), une attention particulière aux actes manqués, ruptures de sens et autres tensions surgissant dans la pratique en réseau, afin de discriminer ce qui relève d'un effet de la psychopathologie d'un patient ou d'un enkystement procédural ; à un autre modèle qui est celui de « l'établissement », c'est-à-dire la réduction d'un lieu de soin à sa dimension organisationnelle, sa situation financière et administrative, etc. Au sein de l'établissement, chaque professionnel est amené à exercer, en fonction de son statut, une tâche particulière en prenant appui sur un ensemble de procédures, bonnes pratiques, recommandations, etc.
C'est ce mouvement, la réification de l'institution à l'établissement, que nous pouvons qualifier de désinstitutionnalisation et que nous différencierons donc de la déshospitalisation. En effet, si la diminution du nombre de lits a pu être un élément favorisant le processus de désinstitutionnalisation de la psychiatrie, ces deux processus ne sauraient être confondus.
Le processus de désinstitutionnalisation vient nécessairement soulever la question de la possibilité d'une transmission de l'héritage d'une culture soignante. Car la volonté de faire table rase du passé amène nécessairement à un effacement de l'histoire, un abandon du cadre institutionnel et de la culture soignante partagée. Ceux-ci peuvent être remplacés par un nouveau modèle thérapeutique radicalement différent, même s'il arrive aussi que rien ne vienne remplacer le vide laissé.
Nous sommes donc les témoins d'un phénomène de casses des pratiques (Gaillard, 2011) dont la justification repose sur une course vers le mirage de l'idéologie techno-scientifique (Lebrun, 2009).

---

[36] Nous reprenons ici la différenciation établissement/institution telle qu'elle a été théorisée par Tosquelles.

De l'individu à l'hyperindividu, de l'autonomie comme visée idéale à l'autonomie comme seule condition, seule dignité

Le processus de désinstitutionnalisation est consubstantiel de la montée de l'individualisme. Pour le saisir, il convient en premier lieu de reprendre l'étymologie du mot individu, du latin *individuum* (« ce qui est indivisible »). L'indivisible de l'individualité fut critiqué par la psychanalyse et le principe d'identification (Freud, 1921) qui établit qu'en chacun (chaque un), nous sommes plusieurs. « Je est un autre » avait écrit en son temps Rimbaud. Afin de réfléchir à ce contraste entre la théorisation freudienne et la représentation, imprégnée du discours néolibéral, de l'individu hypermoderne, nous allons effectuer un détour par l'histoire.

Au tournant du XIXe et du XXe siècle, Durkheim analyse les transformations profondes qui parcourent les sociétés occidentales. Celles-ci auraient des répercussions sur les sujets de son époque et sur ceux à venir, impliquant une reconfiguration des subjectivités. Il formule le concept d'anomie sociale comme le délitement des liens de contrôle et d'étayage entre les individus. Ce concept s'appuie sur la concomitance de « l'autonomisation de la sphère économique synchronisée avec le développement de la division du travail et une montée de l'individualisme » et sur un processus historique de déclin de l'influence de la religion confrontée « au progrès et à la rationalité scientifique » (Bocéno, 2013). Une des formes de la modernité pourrait se définir comme la croyance dans ce progrès et à cette rationalité scientifique.
Dans le courant du XXe siècle, les sociologues et anthropologues à la suite de Durkheim purent observer et analyser ce processus d'individualisation. Pierre Henri Castel (Castel, 2012) reprend dans son livre *La fin des coupables* la transformation de l'idéal auquel voulait tendre le sujet sur le courant du XXe et sur ce début du XXIe. Selon lui, « du Bien auquel on devait tendre spirituellement de tout son être, il est resté le bien-être ; autrement dit l'être-pleinement-soi, aux mille et une variations, dont le plus petit dénominateur commun est l'épanouissement dans l'autonomie » (Castel, 2012, p.405). Le processus

d'individualisation est subsumé par la croyance, l'investissement et l'imprégnation en ce signifiant « autonomie ». L'étymologie du mot grec autonomos signifie la possibilité de se gouverner par soi, par ses propres normes et ceci en antagonisme de l'hétéronomie qui résulte de la gouvernance par un Autre. P.H. Castel nous invite à nous représenter la transformation majeure des coordonnées subjectives qui eurent lieu durant le XXe siècle puisque si l'idée de Bien est soutenue par un univers religieux s'inscrivant dans une hétéronomie, la notion de bien-être est pleinement narcissique.

Dans le contexte français actuel, nous assistons aujourd'hui à une injonction à se gouverner par soi-même, produisant un effacement des responsabilités collectives à l'instar de la question migratoire et de la nécropole que fut la mer Méditerranée (Barberi, Gaillard, 2018).

Ainsi dans la pensée néolibérale, se substitue à un État porteur d'un projet social qui vise à la construction d'un bien commun (Zalztman, 1998) à celui d'un État uniquement garant de la constitution d'un cadre équitable à l'intérieur duquel les individus et les groupes pourront exprimer pleinement leur potentiel.

Puisque, pour Margaret Thatcher, il n'existe pas de société, mais seulement des individus, ceux-ci, du fait de leur autonomie, sont donc les seuls responsables de leur devenir. Pour Bell (2019), il s'agit d'un dévoiement de la pensée de Darwin qui voudrait que ceux qui réussissent soient les plus méritants, les autres ne doivent s'en prendre qu'à eux-mêmes. Il ne s'agit pas, comme dans la théorie évolutionniste, d'une adaptation à l'environnement, mais d'une compétition entre individus. Mais dans cette course aux premières places, nous savons, depuis les travaux de Bourdieu (1971) sur la reproduction culturelle et sociale que tout le monde ne part pas avec le même entraînement, le même équipement, voire de la même ligne de départ.

P-H. Castel décrit la mutation de l'autonomie aspiration à l'autonomie condition en démontrant que dans le début du XXe siècle, les différentes étapes de la construction psychique pouvaient donner au sujet une aspiration vers l'autonomie, idéal asymptotique, aujourd'hui il décrit un sujet qui aurait déjà pour condition d'être autonome, il en va de sa dignité. Ainsi l'hypermodernité touche à l'acmé de ce processus en s'illustrant par l'hyperindividu, le culte narcissique, le transhumanisme. Nathalie Zaltzman (Zaltzman, 1979) considère à ce propos « la fuite dans la maladie psychique [comme le processus] par lequel l'individu paie son tribut à l'évolution humaine ».

Une symptomatologie dans l'air du temps

L'expression symptomatologique a aussi évolué, l'ancien impératif civilisationnel à être bon engendrait des symptômes que l'on retrouvait notamment dans la neurasthénie qui était la maladie psychique du début du XXe siècle.
De ce point de vue, il fut particulièrement intéressant de rencontrer dans la clinique, des adolescents haïtiens dont la société n'a pas connu la même évolution. Pour ceux-ci la question du Bien et l'appui sur l'éthos religieux restaient fondamentaux, produisant des conflictualités intrapsychiques dignes des observations de la psychasthénie de Pierre Janet datant de la fin du XIXe siècle où la fatigue et la rumination étaient aux premières loges.
À la suite de l'atténuation progressive de la prégnance dans les subjectivités du discours religieux chrétien et concomitamment à l'avènement des totalitarismes en Europe ; il s'agissait au sortir de la Seconde Guerre mondiale et de l'horreur de la Shoah de garantir un « plus jamais ça ». La psychanalyse s'est emparée de ce questionnement pour devenir, selon P-H. Castel, un fait moral total. Au travers d'œuvres comme *Malaise dans la civilisation* (Freud, 1928) ou de la notion de « faux-self » (Winnicott, 1960), les psychanalystes ont tenté d'analyser et de formuler des réponses au mal et au mal-être anthropologique et celles-ci ont été en partie prônées et inscrites dans des discours énoncés comme légitimes. Ces derniers ont participé à la transformation des subjectivités du XXe siècle par, notamment, la vulgarisation des discours psychanalytiques et leur inscription dans de nombreuses institutions comme celui de la pédagogie. Robert Castel (Castel, 1976) en a critiqué alors le « psychanalysme ».
Cependant la société française avec l'irruption du néolibéralisme fut traversée par un basculement anthropologique majeur marqué par l'impératif d'efficacité sous-tendu par l'accélération

constante du temps. C'est alors que le discours psychanalytique ne répond plus aux angoisses sociétales et aux quêtes d'épanouissements personnels et est marginalisé. D'autres modèles théoriques sont pourvoyeurs de discours venant satisfaire le vide de représentations des sujets de nos sociétés à l'instar des thérapies cognitivo-comportementales et de la réhabilitation qui ont mieux incorporé la structure discursive néolibérale.
Actuellement, dans la société française coexistent la nécessité d'être autonome par défaut et l'impératif à être soi jusqu'à ne rencontrer qu'un vide existentiel signant la dépression ordinaire : « la fatigue d'être soi » (Ehrenberg, 2008). Nous trouvons à cet endroit un autre impératif pour le sujet contemporain, celui d'être authentique, dont l'étymologie provient du grec *auto* signifiant soi-même et *entos* à l'intérieur, ce qui signifierait qu'une autorité, qu'une véridiction proviendrait de l'intérieur du sujet. *Plus généralement, que nous soyons du côté de l'autonomie ou du côté de l'authenticité, il s'agit de processus « auto » renvoyant inlassablement à l'autoengendrement.*
Récemment, Eva Illouz (Illouz, 2019, p.40) a décrit dans notre société contemporaine une incitation à faire « l'expérience d'un moi fondamentalement émotionnel » ou Moi en surface, en consubstantialité avec les objets de consommation qui sont, selon elle, « des marchandises émotionnelles » créant des atmosphères de signes, s'intégrant dans les échanges avec les autres. Le rapport du sujet aux objets de consommation se transformerait, passant de « médiateur de la relation » à « partenaire » dans une forme de néoanimisme. L'individu hypermoderne est hyperconnecté à des objets marchands lui donnant un semblant de substance, des auxiliaires du moi lui conférant l'illusion d'une autonomie et de puissance.
Cependant, il semble qu'avec la notion d'hyperindividu amené par R. Castel (Castel, 2004) nous trouvons un point de butée à ce fait social puisque certains sujets ne suivent plus ou ne peuvent plus suivre l'évolution individualisante engendrant une forme de clivage sociétal. Il différencie alors, d'un côté l'individu hypermoderne et de l'autre l'individu par défaut, le premier a pour visée de s'affranchir du contrat social et narcissique

(Aulagnier, 1975) et le second suit de loin, comme un mirage, ce fantasme d'être seul gouverneur de soi.
Les sujets aliénés dans l'hyperindividualisme trouvent enfin dans l'idéologie transhumaniste (Derian, 2018) un prolongement fantasmatique et une forme d'aboutissement, de plénitude dans la fusion avec la machine transcendant les limitations humaines.

La réhabilitation : de l'émancipation des survivants vers un conformisme néolibéral.

Le terme de réhabilitation s'appuie sur une conception du handicap comme résultat des obstacles sociétaux à l'insertion[37]. L'origine est anglo-saxonne (États-Unis, Canada, Angleterre, etc.) et est à resituer dans des contextes de désinstitutionnalisations massives qui ont amené un sentiment d'abandon pour une partie de la population souffrant de pathologies mentales. Certains usagers dénoncent les conditions d'hospitalisation, se définissant ainsi eux-mêmes comme « des survivants de la psychiatrie ». Fondamentalement, ils s'opposent à une culture de la chronicité et de la dépendance et défendent l'idée d'un possible « rétablissement ». Ils mettent en avant l'importance du vécu expérientiel de l'usager, revendiquant une expertise sur sa pathologie en opposition à un paternalisme médical, et formulent l'idée que le partage d'expérience entre pairs assure une fonction thérapeutique d'étayage.
En 1988, le chercheur en sciences sociales, Ram Cnaan, propose une définition de grands principes qui reste une référence pour les promoteurs de la réhabilitation psychosociale[38] (Cnaan & al.,

[37] La limite d'une telle définition serait la négation de la corporéité du handicap. Or le handicap est le résultat de cette interrelation complexe, et spécifique à chacun, entre une atteinte fonctionnelle et le contexte social dans lequel le sujet évolue. La possibilité d'une autonomisation est favorisée en agissant sur ces deux niveaux.

[38] Nous pouvons noter que les chercheurs et les cliniciens français proposent le plus souvent des traductions qui sont plus proches des valeurs et du vocabulaire de la psychiatrie française (Barroche & al., 2012). Cette forme d'appropriation rend les concepts de la réhabilitation plus consensuels. Nous avons préféré proposer une

1988). Dans cette perspective, l'objectif du professionnel est de trouver comment motiver ses clients à une meilleure utilisation de leur potentiel. Ces derniers, consommateurs rationnels, vont participer aux choix qui doivent leur permettre d'acquérir de nouvelles capacités, afin de vivre et de fonctionner dans les conditions les moins restrictives et les plus proches possibles des modalités normales dans la communauté. Cette normalisation passe par un logement et un travail qui doivent permettre de développer l'indépendance, l'estime de soi, la reconnaissance et le lien social. Pour atteindre ces objectifs, l'intervention se doit d'être le plus précoce possible et s'appuyer sur l'environnement immédiat de chaque personne. Dans le cas où la famille n'aurait pas les capacités d'assurer ce rôle, il est de la mission des intervenants d'éduquer celle-ci. Dans ces principes fondateurs, la réhabilitation ne comporte ni durée maximum ni contre-indication à l'exception des personnes relevant de programmes spécifiques comme les alcooliques ou les toxicomanes. Enfin, la réhabilitation ne s'intéressant pas aux causes, mais à l'adaptation du client, l'accent est mis sur le social, avec une défiance marquée contre une hégémonie médicale.

En France, la réhabilitation est souvent présentée comme un changement paradigmatique qui suppose de faire table rase d'un passé psychiatrique décrit comme archaïque. C'était notamment un leitmotiv qui revenait régulièrement dans les réunions du groupe de travail permanent de l'ARS auxquelles l'un de nous a participé pendant deux ans.

L'un des arguments qui sont avancés est celui d'un épuisement des mouvements qui ont animé la psychiatrie dans le passé et donc la nécessité d'une disruptivité pour rendre possible l'inscription dans la modernité. Le présupposé est celui d'une forme de péremption de la pensée qui deviendrait obsolète avec le temps. Nous pouvons faire une analogie avec les éléments du débat, de 1971, entre Foucault à Chomsky (Chomsky, Foucault, 2006). Le philosophe français opposait au projet révolutionnaire

---

traduction plus proche du vocabulaire de ses auteurs et donc des théorisations américaines qui le sous-tendent. Par exemple, nous avons gardé le terme de « client » plutôt que de le remplacer par « malade », « usager » ou « patient ».

du linguiste américain que nous ne pouvions légitimer le changement par la recherche d'une « justice plus pure », mais qu'il fallait analyser la justice en termes de « luttes de pouvoir ». Ainsi, à ne pas reconnaître les points d'appui du pouvoir de classe, nous risquons de laisser perdurer le paternalisme médical après un processus révolutionnaire apparent.
De fait, en France, les services de réhabilitation psychosociale sont, pour l'essentiel, dirigés par des médecins. En partant du postulat que les altérations cognitives et du traitement de l'information constituent le noyau essentiel de la schizophrénie, ces psychiatres réduisent souvent la réhabilitation psychosociale à la remédiation cognitive et l'entraînement aux habiletés sociales dans une visée adaptative (Durand, 2012). Loin de la revendication originelle « le social plutôt que la suprématie médicale » (Cnaan & al., 1988), ces praticiens *transforment ainsi la réhabilitation psychosociale en rééducation psychiatrique sous autorité médicale.*
Nous pouvons étayer cette hypothèse en prenant l'exemple de l'éducation thérapeutique. Pour l'HAS, l'éducation thérapeutique « a pour but d'aider [les patients ainsi que leur famille] à comprendre leur maladie et leur traitement, collaborer ensemble et assumer leurs responsabilités dans leur propre prise en charge dans le but de les aider à maintenir et améliorer leur qualité de vie » (HAS, 2007). Si nous pouvons noter une volonté de reconnaître l'expérience du malade, il n'est cependant jamais question de la possibilité d'une conflictualisation entre celle-ci et le savoir soignant. Nous pouvons donc noter deux présupposés implicites qui sont :

- le patient va nécessairement finir par adhérer au point de vue des soignants ;
- cette acceptation va permettre d'aboutir à une amélioration de sa qualité de vie.

Nous comprenons mieux la notion de « responsabilité » mise en avant par l'HAS dans son guide méthodologique : s'il y a refus du patient de se soumettre au pouvoir soignant, alors il sera reconnu responsable des conséquences de son choix[39]. Pour

[39] Le récent décret n° 2022-657 prévoit ainsi qu'une personne ayant arrêté son traitement pourrait être reconnue responsable de ses actes

Mathieu Bellahsen (2018), il s'agit en somme « d'assimiler les maladies mentales à ce qui est acceptable actuellement pour la société et non à transformer la société pour accueillir les maladies mentales dans leur spécificité ».
Les directives de la Direction Générale de l'Offre de Soins, du 16 janvier 2019, relatives au développement des soins de réhabilitation psychosociale sur le territoire sont paradigmatiques de cette dérive. Ainsi, l'évaluation servant de base au « projet personnalisé de soins » doit nécessairement comporter une évaluation fonctionnelle, mais également un entretien psychiatrique et un bilan neuropsychologique. Le projet personnalisé repose sur la mise en place de thérapies, notamment l'éducation thérapeutique, la remédiation cognitive, les psychothérapies cognitivo-comportementales (DGOS, 2019). Sur le plan de l'organisation des soins, le modèle proposé est celui de « centres experts », le plus souvent hospitaliers, qui réalisent les bilans et prescrivent un programme qui doit ensuite être effectué par des équipes de proximité (Franck, 2017). Nous sommes ici bien éloignés des principes prônés par Cnaan (Cnaan, 1988) qui prônait une « approche environnementale », une « déprofessionnalisation » ou encore un « processus centré sur le travail ».

Nous pouvons formuler une critique identique au sujet du dévoiement du concept d'empowerment. Alors qu'il a émergé des mouvements de survivants de la psychiatrie[40], il est aujourd'hui utilisé par d'autres catégories d'acteurs, comme les professionnels et les familles, qui défendent des intérêts différents. Pour McLean (McLean, 1995), en incluant l'empowerment dans son discours, les services de santé mentale ont transformé un concept politiquement radical en un concept qu'elle peut contrôler et promouvoir sans risque. En établissant une relation basée sur le renouvellement d'une forme de

---

malgré l'altération de son discernement. Ses rédacteurs ont reconnu « une maladresse », que nous qualifierons plutôt d'acte manqué.

[40] Avant d'apparaître dans le champ de la psychiatrie, ce concept a été utilisé par d'autres mouvements notamment féministes à partir des années 70 (Bacqué & Biewener, 2013).

dépendance au système de santé mentale, l'empowerment des usagers des services de réhabilitation émousse le concept d'empowerment politique en anéantissant ainsi toute possibilité de produire une véritable alternative au système de santé mentale. Nous présenterons brièvement un cas clinique pour illustrer les conséquences du paradigme de la réhabilitation sur les pratiques et les subjectivités en France sous tendu par l'influence de la notion pivot d'autonomie.

Nadia ou l'éclatement subjectif dans la solitude

Nadia est une jeune femme de 19 ans qui a passé de nombreuses années entre des familles d'accueil et la prison pour mineur. Jeune adulte, elle découvre la psychiatrie où elle lutte dans une ambiguïté dissociative entre l'envie de pouvoir se poser dans l'unité intrahospitalière et le refus obstiné de se vivre sous la jouissance de l'autorité d'un autre. Suite à une multitude de fugues, de passages en chambre d'isolement, il lui est proposé un appartement « autonome » et tente de se construire autour d'elle, une prise en charge en ambulatoire soutenu par le pôle de réhabilitation. Le psychiatre responsable de ce service dira : « il faut soutenir son autonomie ». Pourtant, chaque nuit se réactualisent chez la jeune femme des angoisses archaïques où s'immisce inlassablement l'agonie primitive. Elle s'échappe hors du temps et de l'espace et se raccroche aux urgences, à la police, aux pompiers qu'elle appelle chaque soir. Chez elle, se pose radicalement la question de l'effacement et de l'inscription, puisque lorsqu'elle est dans son appartement, elle vit des angoisses d'une telle intensité qu'elles rendent impossible la possibilité de faire trace, d'historiciser, nécessitant des réhospitalisations où dans un service psychiatrique de secteur elle peut retrouver peu à peu une sécurisation intérieure. Elle ira jusqu'à séquestrer dans son appartement les intervenants du service de réhabilitation provoquant la fin de la prise en charge. Dans ce contexte et en appui sur les groupes de paroles en intrahospitalier, elle tentera de subjectiver, de relier, de mettre en récit, une part de ce qui se délite dans l'éclatement de la solitude. Un processus se dessine d'ouverture à la parole de l'autre semblable, du *Nebenmensch*, du voisin secourable qu'elle introjecte lentement. Bien qu'il restera sans doute une part de terreur sans nom non partageable. Il s'agira pour Nadia que cette terreur ne désorganise pas trop sa subjectivité et son rapport aux autres.

Dans le cas de Nadia, il paraît évident aux soignants que soutenir son autonomisation passe nécessairement par la libérer de l'hôpital et lui permettre de vivre seule. Ces présupposés semblent sous-tendus par ce que Pinel (2018) appelle la haine du « vivre avec institué ». Celle-ci prend racine dans une longue généalogie de scandales et d'abus institutionnels de toutes sortes, mais elle résonne aussi avec le refus de l'hétéronomie propre à l'hypermodernité.

Or, ici comme ailleurs, les équipes pensent leurs soins à partir de ce qu'ils imaginent être « bon pour Nadia ». Cette illusion nécessaire à la conception de tout dispositif ne doit pas se transformer en une certitude bienpensante et donc interrogeable. Car, comme le souligne Totton (Totton, 2006), le problème n'est pas que ces représentations soignantes soient politiques, mais que les professionnels puissent se persuader que leur travail n'est pas modelé par leurs convictions personnelles. Le risque serait alors que des concepts comme « l'ajustement », « l'acceptation » ou « la tolérance d'une différence entre les désirs et la réalité » deviennent de puissants outils de contrôle social.

En effet, les processus d'aliénation reposent toujours sur la domination par un imaginaire autonomisé qui s'est arrogé la fonction de définir, pour le sujet, la réalité et son désir. À l'inverse, nous proposons de penser l'autonomie comme « l'instauration d'un autre rapport entre le discours de l'Autre et le discours du sujet » (Castoriadis, 1975, p.155). Ainsi, le Je de l'autonomie n'est pas une monade dont il faudrait éliminer les impuretés apportées par le contact d'autrui. Elle n'est pas élimination du discours de l'Autre, mais élaboration de ce discours. L'autonomie est donc fondamentalement intersubjective.

Conclusion

Ce que vise notre propos n'est pas la réhabilitation en tant que proposition d'accompagnement, avec ses intérêts, ses limites et qui peut contribuer notamment à instituer la citoyenneté dans nos pratiques. Nos critiques portent sur sa dérive en une idéologie omnipotente et hégémonique qui souhaite faire table rase du passé pour définir le futur modèle d'organisation des soins psychiatriques.

Comme nous l'avons rappelé, la réhabilitation psychosociale a pris naissance dans un mouvement d'émancipation des survivants d'une psychiatrie exsangue. Pourtant, nous assistons aujourd'hui à une double récupération. Tout d'abord, par le pouvoir médical qui, sous prétexte d'une déstigmatisation de la maladie mentale, tend à réifier la souffrance psychique en l'assimilant à une « maladie comme les autres », celle-ci existant alors en dehors de toute subjectivité, de toute historicité et de tout contexte social. La seconde récupération est celle de l'idéologie néolibérale pour qui l'autonomisation présuppose des sujets rationnels qui prennent la responsabilité de leur propre comportement en faisant le « bon » choix.

L'implicite d'une telle idéologie est que les choix de ces individus autonomes et rationnels se doivent d'être globalement identiques. La reconnaissance d'une capacité d'autonomisation chez les sujets ne leur est finalement accordée qu'à la condition qu'ils continuent de faire les « bons » choix, c'est-à-dire à se conformer aux attentes sociales (Rose, 2014), d'obéir à une hétéronomie et de savoir se loger dans le désir de l'autre. Dans cette perspective, la possibilité de l'inclusion sociale et d'une citoyenneté ne sont pas acquises pour chaque individu, mais découlent secondairement de la capacité d'autonomie. Ce modèle est celui de l'individu « autoentrepreneur de lui-même » (Han, 2015), le fait de ne pas être heureux, et l'idée même de ne pouvoir envisager de l'être apparaît alors comme une volonté amoindrie ou un symptôme.

Comme l'a montré Cornelius Castoriadis (1996), cette conception contemporaine de l'autonomie est paradigmatique des sociétés fondées sur la fiction d'un individu dont les choix seraient indépendants du champ social-historique. Le propre de ces sociétés est la clôture du sens, elles naturalisent aujourd'hui leur hétéronomie par le recours au scientisme ou à la raison économique. Comme l'aimait à le rappeler Margaret Thatcher : *There is no alternative!*

À l'opposé, dans une perspective psychanalytique, nous pensons l'autonomie comme un idéal asymptotique qui ne peut s'imaginer qu'à partir d'un travail de subjectivation pour rencontrer sa singularité. Pour que la démocratie puisse vivre, il nous faut donc œuvrer pour une rupture de la clôture du sens qui suppose le refus des « ça va de soi » qui nous conduisent inévitablement à l'architectonie de la nécropole (Oury, 2005). Aussi, dans de nombreux lieux, une psychiatrie bricolante continue à travailler, non sans une certaine touche de créativité et de subversion transitionnelle (Gomez, Gaillard, 2018).

Bibliographie

Aulagnier, P. (1975). La violence de l'interprétation. PUF.

Bacqué, M. H., Biewener, C. (2013). L'empowerment, un nouveau vocabulaire pour parler de participation?. *Idées économiques et sociales*, (3), 25-32.

Barbieri, G., Gaillard, G. (2018). Évaporation de la responsabilité collective et dispositifs d'étayage. *Rhizome*, 67, 93-101.

Bell, D. (2019). Neoliberalism is bad for your mental health. In Morgan, D. (dir.). *The Unconscious in Social and Political Life*. Phoenix Publishing House.

Bellahsen, M. (2018). Psychiatrie : L'état d'urgence » : Des remèdes toxiques. *Club de Mediapart*. https://blogs.mediapart.fr/mathieu-bellahsen/blog/021018/psychiatrie-l-etat-d-urgence-des-remedes-toxiques

Bocéno, L. (2013). Durkheim, É. « La conception matérialiste de l'histoire — Une analyse critique de l'ouvrage d'Antonio Labriola, Essais sur la conception matérialiste de l'histoire, *Revue philosophique,* XLIV, 1897, 645-651.

Bourdieu, P. (1971). Reproduction culturelle et reproduction sociale. *Social Science Information*, *10* (2), 45-79.

Castel, P. H. (2012). *La fin des coupables. Suivi de Le cas Paramord. Obsessions et contrainte intérieure de la psychanalyse aux neurosciences II.* Ithaque.
Castel, R. (1976). *Le psychanalysme : l'ordre psychanalytique et le pouvoir*. Union générale d'éditions.
Castel, R. (2004). *L'individu hypermoderne,* Erès
Castoriadis, C. (1975). *L'institution imaginaire de la société*. Seuil.
Castoriadis, C. (1996). *Les carrefours du Labyrinthe IV*. Seuil.
Chomsky, N., Foucault, M. (2006). *Sur la Nature humaine : Comprendre le pouvoir*. Bruxelles : Éditions Aden.
Cnaan, R. A., Blankertz, L., Messinger, K. W., Gardner, J. R. (1988). Psychosocial rehabilitation: Toward a definition. *Psychosocial rehabilitation journal, 11* (4), 61.
Delion, P. (2016). La psychiatrie se dissoudra-t-elle dans le néolibéralisme ? *Le Carnet PSY*, (8), 36-39.
Derian, M. (2018). Le transhumanisme : incarnation de l'hypermodernisme… ou fuite en avant fantasmatique ? *Connexions*, 2 (2), 73-86.
Drieu D. (dir.), *46 commentaires de textes en clinique institutionnelle*. Dunod.
Duprez, M (2008). Réhabilitation psychosociale et psychothérapie institutionnelle. *L'information psychiatrique*, *84* (10), 907-912
Durand B. (2012). Réadaptation et réhabilitation psychosociale. *Pluriels*, *94-95*, 2-3.
Ehrenberg, A. (2008). *La fatigue d'être soi : dépression et société*. Odile Jacob.
Franck, N. (2017). Déploiement de la remédiation cognitive en France. *La Lettre*, *93*, 4-6.
Freud, S. (1921). *Psychologie des foules et analyse du moi*. (2013) Éditions Payot
Freud, S. (1928), *Malaise dans la civilisation*. PUF. (1992).
Gaillard, G. (2011). Tolérer l'effraction, travailler à inclure. *Cliopsy*, *5*, 7-23.
Gaillard, G., Pinel, J. (2011). L'analyse de la pratique en institution : un soutien à la professionnalité dans un contexte d'emprise gestionnaire. *Nouvelle revue de psychosociologie*, *1* (1), 85-103.

Gaillard, G. (2015). L'institution, le « bien commun » et le « malêtre ». In Kaës R. (dir.). *Crises et traumas à l'épreuve du temps. Le travail psychique dans les groupes, les couples et les institutions*. Dunod.
Gomez, S., Gaillard, G. (2018). Subversion transitionnelle au quotidien des pratiques de soin et d'accompagnement. *Revue de psychothérapie psychanalytique de groupe*, *2* (2), 101-112.
Guattari, F. (2012). *De Leros à La Borde*. Éditions Lignes.
Han, B.-C. (2015). *The burnout society*. Stanford University Press.
HAS. (2007). *Structuration d'un programme d'éducation thérapeutique du patient dans le champ des maladies chroniques—Guide méthodologique*. https://www.has-sante.fr/upload/docs/application/pdf/etp_-_guide_version_finale_2_pdf.pdf
Henckes, N. (2015). La psychiatrie de secteur, quelle histoire, quel avenir ? *Esprit*, (3), 28-40.
Illouz, E. (2019). *Les marchandises émotionnelles*. Premier Parallèle.
Lebrun, J. (2009). *Un monde sans limite*. Erès.
Lopez, A., & Turan-Pelletier, G. (2017). Organisation et fonctionnement du dispositif de soins psychiatriques, 60 ans après la circulaire du 15 mars 1960. https://www.igas.gouv.fr/spip.php?article651.
Instruction n°DGOS/R4/2019/10 du 16 janvier 2019 relative au développement des soins de réhabilitation psychosociale sur les territoires
Mc Lean, A. (1995). Empowerment and the psychiatric consumer/ex-patient movement in the United States: Contradictions, crisis and change. *Social science & medicine.*, 40 (8), 1053–1071.
Oury, J. (2005). – 16 janvier 1985. In. Oury, J. (dir.), *Le Collectif : Le Séminaire de Sainte-Anne*. Nîmes : Champ social.
Pinel, J.-P. (2018). Le contre-transfert dans la clinique institutionnelle : Controverses et débats. *Le Coq-héron*, *235* (4), 124.
Pinell, P. (2004). La normalisation de la psychiatrie française. *Regards sociologiques*, *29* (3).

Radford, M. D. (1992). The Copernican revolution in mental health services: replacing the revolving door. *Journal of Mental Health.* 1(3), 229–239.
Rose, D. (2014) The mainstreaming of recovery. *Journal of Mental Health. 23*(5), 217–218.
Totton, N. (2006). *The politics of psychotherapy: new perspectives*. Mc Graw-Hill Education.
Winnicott, D. W. (1960). Distorsion du moi en fonction du vrai et du faux self. *Processus de maturation chez l'enfant.* 115-131.
Zaltzman, N. (1979). La pulsion anarchiste. *Topique.* 24, 25-64.

2. NÉOLIBÉRALISME ET SANTÉ MENTALE

Psychopathologie et néolibéralisme ou quand produire et consommer deviennent l'alpha et l'oméga de la santé mentale

Bernard Golse[41]

Introduction

C'est en 1992 — j'étais alors conseiller de Serge Lebovici dans le cadre du groupe francophone de la WAIPAD[42] que nous avions fondé avec quelques collègues autour de lui — que la WAIPAD a été débaptisée et est devenue la WAIMH[43], le concept de santé mentale ayant donc définitivement remplacé celui de psychiatrie du bébé dans la thématique identitaire de cette association.

À mes yeux, cela a été un désastre, car la référence au concept de santé mentale — concept éminemment flou, difficile à définir et d'une certaine manière sans limite aucune puisqu'on peut

---

[41] Pédopsychiatre-Psychanalyste (Membre de l'Association Psychanalytique de France)/Ancien Chef du service de Pédopsychiatrie de l'Hôpital Necker-Enfants Malades (Paris)/Professeur émérite de Psychiatrie de l'enfant et de l'adolescent à l'Université René Descartes (Paris 5)/Fondateur de l'Institut Contemporain de l'Enfance/Membre titulaire du Laboratoire « Psychologie Clinique, Psychopathologie, psychanalyse » (PCPP) de l'Université de Paris/Ancien Membre du Conseil Supérieur de l'Adoption (CSA)/Ancien Président du Conseil National pour l'Accès aux Origines Personnelles (CNAOP)/Président de l'Association Pikler Loczy-France/Président de l'Association pour la Formation à la Psychothérapie Psychanalytique de l'Enfant et de l'Adolescent (AFPPEA)/Président de la Fédération Française de Psychothérapie Psychanalytique de l'Enfant et de l'Adolescent (FFPPEA)/Président de l'Association CEREP-Phymentin/Président de l'Association Européenne de Psychopathologie de l'Enfant et de l'Adolescent (AEPEA)/Président de la CIPPA (Coordination Internationale entre Psychothérapeutes Psychanalystes s'occupant de personnes autistes et membres associés)

Adresse-contact

Pr Bernard GOLSE, Institut Paris Brune, .26 Boulevard Brune 75014 Paris

Mail : bernard.golse@icloud.com

[42] World Association of Infant psychiatry and Allied Disciplines

[43] World Association of Infant mental Health.

toujours vouloir et espérer être en meilleure santé mentale qu'on ne l'est — a évacué *ipso facto* la référence pourtant centrale à la psychopathologie.
Ce qui ne pouvait qu'arriver est alors arrivé, et d'une société savante assez sophistiquée sur le plan théorico-clinique qu'était la WAIPAD jusque-là centrée sur l'intrapsychique, on est assez vite passé à une WAIMH terriblement plate et bien-pensante, centrée sur l'interpersonnel et la mise en œuvre de toute une série de bonnes actions un petit peu simplistes pour ne pas dire simplettes…
Cette vision des choses n'engage bien entendu que moi, mais elle me semble pourtant efficacement illustrer le risque qu'il y a toujours à renoncer à aborder les questions développementales par le biais de la pathologie et singulièrement de la psychopathologie.
Le développement normal ne s'appréhende pas directement, il ne se déduit en fait qu'à partir du repérage préalable du pathologique et ceci est au cœur, on le sait, de la démarche freudienne elle-même.
À ceci s'ajoute aujourd'hui que la santé mentale qui s'est longtemps référée au registre de l'intime du sujet, se voit aujourd'hui repensée à l'aune du registre public et collectif avec l'idée dangereuse et subreptice qu'aller bien se réduirait au fait d'être un citoyen apte à produire et à consommer.
On croit rêver !
Personnellement, je ne peux pas me reconnaître dans cette définition des choses, et c'est ce que je voudrais essayer de faire sentir au fil de ces quelques pages.
On me dira peut-être que je suis ringard ?
Mais si ringard consiste à vouloir comprendre le fonctionnement d'un sujet et à tenter de donner du sens à ses symptômes personnels et à ses souffrances privées, alors ringard je suis, et ringard je souhaite rester.
Ce renoncement actuel à la psychopathologie en faveur de la santé mentale et la nouvelle définition de celle-ci désormais pensée sur un plan plus collectif qu'individuel ont abouti, me semble-t-il, à une crise sans précédent de la pédopsychiatrie française qui a à voir, en partie, avec l'impact du néo-libéralisme.

Après avoir évoqué quelques pistes de réflexion quant à cette crise de la pédopsychiatrie, je dirai ensuite pourquoi il me semble important de parler désormais des psychopathologies au pluriel et non pas de la psychopathologie au singulier, et je conclurai enfin en disant quelques mots de l'influence du contexte sociopolitique sur la psychologie, la psychopathologie et la psychiatrie.

Le désastre de la pédopsychiatrie en France

Plusieurs pistes de réflexion peuvent être proposées.

1) Trois hypothèses fortes tout d'abord

Il s'agit d'hypothèses fortes, mais sans doute non exhaustives.

- *Une hypothèse sociologique tout d'abord qui concerne l'évolution de la demande sociale en matière de pédopsychiatrie*

La demande que la collectivité adresse aux psychiatres et aux pédopsychiatres est aujourd'hui très différente de ce qu'elle était initialement.

Les sociologues tels que J.-Y. Barreyere (Barreyer, 2000) nous aident à repérer ce type de modifications progressives.

Il est clair par exemple qu'en France, la demande sociale dans les années 1960/70, à l'égard de la pédopsychiatrie, était une demande centrée principalement autour de la question du sujet, de sa souffrance et de ses conditions de soin, ce qui n'est plus le cas aujourd'hui.

C'est dans cette perspective, que s'est déployé, me semble-t-il, tout le mouvement de sectorisation (en psychiatrie de l'adulte comme en psychiatrie de l'enfant) dont on sait que la perspective de prévention et de soin généraliste renvoyait également à des objectifs démocratiques égalitaires de proximité et d'accessibilité au soin, et qu'il cherchait à tenir compte, pour lutter contre l'enfermement, de la terrible et douloureuse expérience concentrationnaire à laquelle la Seconde Guerre mondiale avait, hélas, donné lieu.

La politique de sectorisation est, certes, loin d'avoir été menée à son terme, mais, à l'heure actuelle, il ne semble plus que les

mêmes objectifs ou que les mêmes idéaux soient encore en jeu et, de ce fait probablement, la demande sociale a désormais changé.
On parle moins du sujet, on parle moins de sa souffrance, on parle moins d'enfermement et l'on parle davantage de symptômes entravant l'adaptation et de troubles neurodéveloppementaux appelant surtout des techniques rééducatives, comportementales ou palliatives.
La tentation est grande, alors, de chercher une réponse médicamenteuse qui permettrait de supprimer rapidement le symptôme, sans avoir besoin de se livrer à une analyse psychopathologique complète de la situation, analyse forcément lente et plurifactorielle.

- *Une hypothèse économique ensuite*

La pression des laboratoires pharmaceutiques est énorme dans le champ de la psychiatrie adulte, privant d'ailleurs les enseignants d'une possibilité de transmission véritablement libre des connaissances, et la situation, si nous n'y prenons garde, risque de devenir identique dans le champ de la psychiatrie de l'enfant et de l'adolescent.
La honteuse expertise collective INSERM de 2005 sur « Le trouble des conduites » ouvrait ainsi délibérément la porte à une prescription élargie de psychotropes chez l'enfant dans une perspective dite « préventive », et ceci, avant l'âge de trois ans alors que jusqu'à maintenant, les autorisations de mise sur le marché sont encore très resserrées en psychiatrie infanto-juvénile, en France tout au moins, ne serait-ce qu'en raison d'un principe élémentaire de précaution.

- *Une hypothèse psychologique ou anthropologique enfin*

Il existe depuis longtemps une sorte de consensus tacite entre les médias et le grand public pour toujours tenter d'évacuer la complexité qui nous confronte immanquablement à la question de la sexualité, de la souffrance psychique et de la mort.
Tout se passe alors comme si la pensée avait horreur d'elle-même, comme s'il existait, partout et toujours, une sorte de haine masochiste de la pensée envers elle-même, alors même que la

pensée est probablement ce que nous avons en nous, en tant qu'êtres humains, de plus précieux.

2) Mais il y a aussi la coupure de la pédopsychiatrie d'avec la psychanalyse

La crise de la pédopsychiatrie est de toute évidence pluridéterminée, mais la crise de la psychanalyse y ajoute une dimension de gravité inédite en constituant un germe de dangers plus que préoccupants.

On peut même se demander si la crise de la pédopsychiatrie et la crise de la psychanalyse ne représentent pas au fond les deux aspects d'une seule et même crise (Golse, 2017) ?

Chacun sait bien aujourd'hui la virulence des attaques envers la psychanalyse dans le champ de l'autisme.

Mais ces attaques vont en réalité bien au-delà, dans la mesure où elles visent en fait, plus profondément, le soin psychique en général voire les sciences humaines dans leur ensemble, sciences humaines dont la psychanalyse fait évidemment partie, ce qui est lourd de dangers pour la liberté de penser tout simplement…

Quels sont alors les liens entre la crise de la pédopsychiatrie et celle de la psychanalyse ?

À l'occasion du 50e anniversaire du Centre Alfred Binet, un hommage a été rendu en décembre 2018 à quatre fondateurs de la Psychiatrie de l'enfant qui ont initié et/ou accompagné l'aventure du 13e « enfants » à savoir : Serge Lebovici, René Diatkine, Colette Chiland et Myriam David.

En repensant à ce colloque, l'idée me vient en effet que la pédopsychiatrie souffre aujourd'hui de l'abandon progressif de ses fondements psychanalytiques.

La première génération de pédopsychiatres français a jeté les bases de cette discipline (la génération des fondateurs célébrés dans ce colloque), la deuxième génération a transmis ce socle initial de connaissances aux médecins, aux psychologues et autres professionnels impliqués dans le champ de l'enfance, la troisième génération enfin, celle d'aujourd'hui, se trouve désormais en mal d'identité, car notre modèle pédopsychiatrique a la tentation de se calquer sur un modèle purement médical (monofactoriel, déductif et référé à une temporalité linéaire) en

abandonnant le modèle psychopathologique (polyfactoriel, inférentiel et référé à la temporalité circulaire de l'après-coup).
Pourtant, dans le champ de la psychiatrie et de la pédopsychiatrie, si nous renonçons à comprendre, c'est-à-dire à donner du sens, alors nous ouvrons un boulevard aux traitements psychotropes linéaires et monotones, nous nous privons de toute analyse psychopathologique complexe, mais fascinante, et nous laissons libre champ à notre masochisme fondamental.
Ce n'est pas seulement l'existence d'une psychiatrie et d'une pédopsychiatrie authentiques qui se trouve, ici, mise en cause.
Il en va tout simplement du respect et de la dignité des sujets et des patients dont nous avons la responsabilité en tant que professionnels et soignants de la psyché.
Encore une fois, il ne s'agit aucunement de proclamer que hors la psychanalyse, point de salut !
Il se trouve seulement que la psychanalyse en s'intéressant à la fois au sujet, à ses objets relationnels et aux liens qui les unissent, permet — en ce qui concerne l'enfant — une vision globale de son développement au sein de son environnement.
L'enfant n'est pas une entité isolée : tout ne vient pas de lui, mais tout ne vient pas de l'autre.
C'est ce sur quoi D.W. Winnicott n'a eu de cesse d'insister et qui ouvre d'ailleurs, aujourd'hui, la voie à la conceptualisation d'une causalité épigénétique.

3) Il y a enfin l'effet délétère des classifications internationales

Les grandes classifications internationales (DSM-V[44] et CIM-10[45] principalement) présentent, on le sait, des corrélations de signes visant notamment à permettre aux chercheurs de constituer des groupes de patients analogues (ce qui ne veut pas dire homogènes, comme on le croit trop souvent), mais en aucun cas, cette démarche, aussi utile soit-elle, ne permet de définir des maladies ou des affections au sens médical habituel de ces termes.

---

44 5ème édition du « Diagnostic and Statistical Manual of mental disorders »
45 10ème édition de la « Classification Internationale des maladies »

La notion de consensus est, en effet, extrêmement évolutive avec le temps (d'où d'ailleurs la nécessité d'une révision périodique des dites classifications) et surtout, on ne peut négliger son inaptitude foncière et intrinsèque à délimiter des situations pathologiques dont on puisse se dire, à priori, qu'elles renvoient à une même étiologie ou à une même physiopathologie.
La Classification Française des Troubles Mentaux de l'Enfant et de l'Adolescent (CFTMEA) a sans doute une ambition plus structurale que symptomatique qui la distingue fondamentalement des deux autres classifications évoquées ci-dessus, mais d'une part son utilisation ne s'est pas généralisée sur un plan international et d'autre part, au même titre que les deux autres, elle ne parvient finalement qu'à délimiter des groupes de patients en réalité assez hétérogènes (une nouvelle révision à laquelle j'ai participé a été publiée en 2020 (Botbol, Bursztejn, Golse & Portelli, 2020).
En matière d'autisme par exemple, nombre de patients fort différents peuvent en effet être regroupés sous la même rubrique « autistique » si l'on ne retient comme critères de classification que le retrait, les stéréotypies et les troubles du langage (DSM-IV) voire seulement les troubles de la communication sociale et les intérêts restreints ou stéréotypés (DSM-V).
Au simple vu d'une telle corrélation sémiologique, parler de syndrome autistique est certainement prudent, mais peut en fait s'avérer fallacieux, car nous ne savons même pas si les patients actuellement réunis sous le terme de « Troubles envahissants du développement » (TED) ou de « Troubles du spectre autistique » (TSA) appartiennent véritablement à une même entité nosologique.
La collaboration avec les psychopathologues et les psychanalystes est ici certainement prometteuse, car le repérage de mécanismes de défense différents selon les cas pourra, par exemple, nous aider à démembrer progressivement la catégorie « autisme infantile précoce » pour y repérer peu à peu des sous-groupes différenciés sur lesquels la recherche biologique se posera alors en des termes tout à fait nouveaux et sans doute beaucoup plus efficaces.

La coopération des neurobiologistes et des psychanalystes est donc désormais indispensable, et ce point mérite absolument d'être souligné.
Tout ceci renvoie évidemment au fait que le modèle médical classique ne suffit pas pour rendre compte des troubles mentaux de l'enfant, mais qu'en revanche, le modèle polyfactoriel comporte encore beaucoup d'inconnues qu'une pseudomodernité ne doit pas nous conduire à ignorer.

L'importance de parler des psychopathologies au pluriel et non pas de la psychopathologie au singulier

Depuis 2014, j'assure la présidence de l'Association Européenne de Psychopathologie de l'Enfant et de l'Adolescent (AEPEA), tâche à laquelle j'accorde la plus grande importance et à laquelle je consacre donc beaucoup de mon temps et de mon énergie.
C'est en effet une manière pour moi de me battre pour tenter de faire prévaloir dans le champ des troubles mentaux un modèle polyfactoriel qui tienne compte à la fois des déterminants internes (endogènes) et des déterminants externes (exogènes) du développement psychique et de ses troubles.
La vision des troubles mentaux en général — mais en particulier ceux de l'enfant et de l'adolescent — se trouve en effet écartelée aujourd'hui entre deux pôles diamétralement opposés.
Autrement dit, soit ces troubles sont considérés comme de nature purement endogène et quasi neurologique, soit ils sont considérés comme de nature purement exogène, d'origine traumatique ou réactionnelle, et de ce fait la pédopsychiatrie se voit aujourd'hui menacée d'un clivage entre une composante biologique (ou neurobiologique) et une composante sociale (éventuellement médico-sociale).
Le défi de la psychopathologie (dans toutes ses composantes) est à l'inverse de tenter de nouer, d'intriquer, de tresser ensemble les déterminants internes et les déterminants externes de ces différents troubles afin de travailler à leur interface et de pouvoir ainsi aboutir à un diagnostic structural et à une stratégie thérapeutique spécifique de chaque patient.
Un médecin peut, hélas, aujourd'hui terminer ses études de médecine sans avoir même entendu le terme de

« psychopathologie » sauf s'il se destine à la psychiatrie ou à la pédopsychiatrie... et encore, je n'en suis pas absolument certain ! La psychopathologie continue certes à être enseignée dans les facultés de psychologie, mais il importe tout de même de souligner que ce concept de psychopathologie est aujourd'hui en grand danger, comme s'il était définitivement obsolète et à ranger, sans hésitation aucune, au rayon des accessoires démodés !

Ceci est plus que regrettable, car, à bien y réfléchir, le concept de psychopathologie demeure d'une modernité épistémologique impressionnante.

La psychopathologie n'est pas seulement psychanalytique même si c'est celle-ci qui est la plus ancienne et la plus approfondie à l'heure actuelle.

Il existe également, on le sait désormais, une psychopathologie attachementiste, une psychopathologie systémique, une psychopathologie cognitive, une psychopathologie développementale et même une psychopathologie transculturelle (M. R. Moro), d'où la nécessité d'un véritable plaidoyer pour parler désormais des psychopathologies au pluriel et non pas de la psychopathologie au singulier.

Se référant par essence à un modèle polyfactoriel (inférentiel et fondé sur une temporalité circulaire qui inclut les effets de l'après-coup), la psychopathologie ménage par ailleurs tout naturellement en son sein une place pour une causalité épigénétique dont l'avènement est d'ores et déjà prévisible dans des délais relativement proches.

Il est donc indispensable que nos collègues les plus jeunes et ceux qui sont encore en cours de formation puissent avoir accès à une démarche diagnostique dynamique et structurale seule à même de pouvoir leur éviter une pratique opératoire, monotone, purement descriptive, linéaire et finalement assez peu créative.

D'où l'importance à mes yeux de l'Association Européenne de Psychopathologie de l'Enfant et de l'Adolescent (AEPEA) qui est une association scientifique dont l'objectif est de valoriser l'axe psychopathologique de la pratique et de la réflexion théorique en matière de psychologie et de psychiatrie du bébé, de l'enfant et de l'adolescent.

Fondée en 1996 par Michel Soulé et Pierre Ferrari ainsi que par Graziella Fava-Vizziello, elle vise à faire connaitre bien sûr les travaux les plus récents et les avancées scientifiques dans le domaine de la psychopathologie du bébé, de l'enfant et de l'adolescent, à promouvoir la recherche pluridisciplinaire, internationale en matière de psychopathologie, mais aussi à faciliter des collaborations dans ce domaine.
Elle rassemble une dizaine de sections nationales et son activité va croissante comme le lecteur pourra aisément s'en rendre compte en consultant le site internet : « aepea.org »

En 2014, G. Stanghellini, R. Matthew et B. R. Broome, éditorialistes du *British Journal of Psychiatry* — ce qui n'est pas rien ! – prenaient clairement position en affirmant que la psychopathologie devrait constituer « le cœur de la psychiatrie » et que son enseignement devrait être un passage obligé de la formation de tous les professionnels de la santé mentale ainsi qu'un « élément-clef » partagé par les cliniciens et les chercheurs dans ce domaine.
Pour ces auteurs, ce primat de la psychopathologie s'impose en effet pour « au moins six raisons » :

- La psychiatrie représente une discipline « hétérogène » et puisque l'approche des professionnels est d'origine multiple (psychanalyse, comportementalisme, neurosciences, sociologie…), il est donc indispensable de pouvoir disposer d'un « terrain d'entente et d'un langage comparable ».

Pour des cliniciens aux conceptions théoriques variées, la psychopathologie est susceptible d'offrir un tel dénominateur commun permettant une compréhension partagée des troubles mentaux, une sorte d'opérateur de commutation.

- Le recours à la psychopathologie demeure « largement utile » en présence de définitions des maladies mentales reposant sur des symptômes et des « éprouvés singuliers subjectifs » et non sur des bases précises garanties par les neurosciences.
- La psychopathologie peut être conçue comme un « pont » entre les sciences humaines et la clinique,

comme une « boîte à outils » de base donnant « un sens à la souffrance psychique ».

- La psychiatrie abordant la « subjectivité humaine anormale », la psychopathologie tente de définir ce qui est anormal et de saisir les éléments de la vie psychique normaux dans un contexte de maladie mentale.
- La psychiatrie doit prendre soin d'un sujet en difficulté, « et non le juger, le marginaliser, le punir ou le stigmatiser ».

Dans cette perspective, la psychopathologie fait précisément le lien entre la compréhension et la prise en charge thérapeutique, en s'efforçant d'établir à cette fin une trame « à la fois éthique et méthodologique ».

- La psychiatrie enfin cherche un moyen de rapprocher l'expérience subjective individuelle du fonctionnement cérébral et la psychopathologie ouvre un passage entre la compréhension et l'étiologie, pour la recherche et pour la clinique.

Une part au moins des difficultés existant actuellement pour établir une psychiatrie étayée sur les neurosciences semble provenir d'une « connaissance insuffisante de la psychopathologie » et de ce fait, un savoir fondamental dans ce domaine constitue une « condition préalable » à une démarche explicative à même de donner « une nouvelle impulsion à une psychiatrie biologique ».

Ces auteurs jugent donc nécessaire d'accorder une place centrale à la psychopathologie afin de pouvoir « réaliser l'ambition » des psychiatres d'apporter un éclaircissement sur les maladies mentales.

Même si l'on pourrait discuter tel ou tel terme de cette déclaration utilement tonitruante, il faut saluer le courage conceptuel de ses auteurs en opposition avec la pensée unique du moment et, personnellement, je m'associe bien évidemment sans réserve aucune à cette position qui me paraît aujourd'hui de plus en plus vitale pour l'avenir de la psychiatrie et de la pédopsychiatrie.

La psychopathologie, je le redis, ne se résumant pas, tant s'en faut, à la psychopathologie psychanalytique, alors affirmons-le clairement : hors la psychopathologie, hors les psychopathologies, point de salut !

Pédopsychiatrie et néolibéralisme

Bien entendu, il n'y a pas une pédopsychiatrie de droite et une psychiatrie de gauche, cela se saurait et serait d'ailleurs tout à fait condamnable.

Pour autant, la psychiatrie et la pédopsychiatrie ne sont pas, on le sait, des sciences exactes et elles se déploient et s'exercent dans un environnement qui a nécessairement un impact sur elles et sur la manière dont elles sont pensées.

Ignorer l'influence de cet environnement sur nos pratiques serait une impasse dans la mesure où — qu'on le sache ou non, qu'on le veuille ou non et qu'on l'accepte ou non — les valeurs qui circulent dans cet environnement nous imprègnent inéluctablement en tant que cliniciens via les médias, le socius et le discours politique ambiant.

Mieux vaut donc savoir en tenir compte, sans déni, afin que les choses puissent être plus explicites qu'implicites.

En géologie, le concept d'anthropocène désigne « l'Ère de l'humain » dans le cadre de l'histoire de la Terre et il vise à décrire l'ensemble des évènements géologiques qui se sont produits depuis que les activités humaines ont une incidence significative sur l'écosystème terrestre.

J. Chesnel et M. Hendrickx (2022) ont récemment repris ce concept pour réfléchir aux possibles modifications du parentage intuitif sous l'effet des transformations — pas toujours repérées, mais d'ores et déjà agissantes — de notre environnement naturel et sociétal.

Il me semble qu'il y a là un modèle de réflexion potentiellement intéressant pour tenter de préciser la manière dont certaines transformations sociétales, culturelles, administratives et politiques peuvent peut-être affecter le fonctionnement de la pédopsychiatrie et de ses disciplines alliées sans même que ceci soit encore clairement et entièrement perceptible.

J'aimerais donc préciser les différents champs que je repère à ce sujet et dans lesquels s'inscrivent ces valeurs circulantes qui renvoient, pour nombre d'entre elles, à une vision néolibérale de l'humain sur laquelle je terminerai.

Un champ sociologique tout d'abord

Si l'on a pu parler, autrefois, d'une société schizophrénique (fonctionnant, selon les termes de D.W. Winnicott, comme une « collection d'isolés ») ou dépressive (avec le concept de « bof-génération »), aujourd'hui, à regarder de près ce qui se passe, on pourrait se demander si le fonctionnement de nos sociétés ne s'est pas progressivement organisé plutôt sur un mode borderline…
D'où le fait déjà évoqué ci-dessus que la psychopathologie se trouve en grande difficulté en ce moment dans la mesure où dans le champ de l'enfance, mais pas seulement, les troubles mentaux sont désormais envisagés soit en termes purement neurodéveloppementaux (pour ne pas dire neurologiques !), soit en termes de simples conséquences de traumatismes externes, actuels ou plus ou moins anciens.
Dans ces conditions, tout se passe alors comme s'il n'y avait plus de place pour la réalité psychique ou pour le monde interne, et donc pour la psychopathologie dont l'objectif central est, précisément, de comprendre la souffrance psychique en nouant de manière étroite le rôle des facteurs internes (biologiques et notamment génétiques) et celui des facteurs externes (les effets de rencontre avec l'environnement) propres au développement et à la biographie de chaque sujet dans le cadre d'une clinique de l'histoire, et pas seulement au regard d'une évaluation approfondie des fonctionnements psychiques dans le cadre d'une clinique de l'instant.
Cela étant dit, il existe tout de même une contradiction entre une demande forte de soins psychiques de la part de la population alors même que les médias et certaines forces politiques mettent l'accent sur les techniques comportementales en affirmant haut et fort la mort définitive de la psychanalyse…

Un champ culturel ensuite

Dans nos sociétés occidentales dites post-modernes, le développement des tout-petits et des enfants en général me

semble actuellement pris sous le feu de trois cultures ambiantes assez pesantes.
Une *culture de l'expertise* qui disqualifie les parents, une *culture de la rapidité* qui disqualifie les rythmes propres de développement de chaque enfant, et une *culture du résultat* enfin qui disqualifie les procédures qualitatives des acquisitions et des apprentissages.
Je ne crois pas que le travail des pédopsychiatres soit de dire aux parents ce qu'ils ont à faire avec leurs enfants.
Cette entreprise me semble vaine, illusoire et sans aboutissement possible.
Oscar Wilde ne disait-il pas à juste titre : *« Donner des conseils est une mauvaise chose, en donner des bons est une catastrophe ! »*.
Prodiguer des conseils — et surtout s'ils sont bons — a en effet une valeur interprétative latente, car le message revient inévitablement à celui de souligner que les destinataires des conseils en avaient effectivement besoin.
Or faire croire aux parents, ou les laisser penser qu'il y a toujours quelque part quelqu'un qui sait mieux qu'eux ce qui est bon pour leur enfant ne peut que venir renforcer leur fantasme de disqualification toujours peu ou prou présent (« Je ne sais pas comment m'y prendre »), et surtout si l'enfant présente telle ou telle difficulté de développement.
Ce sont indéniablement les parents qui sont les experts de leur propre enfant dans la mesure où ce sont eux qui le connaissent le mieux.
De ce fait, nous avons à travailler avec eux non pas pour leur dire comment faire, mais pour les aider à prendre ou reprendre confiance dans leurs propres compétences parentales éventuellement inhibées ou entravées.
Ceci est presque évident et penser que la culpabilisation ne viendrait que de la psychanalyse correspond, me semble-t-il, à une vision fort dépassée de celle-ci, à une image arrêtée sur des positions désormais anciennes, mais qui ont sans doute fait beaucoup de mal et de tort à la psychanalyse.
Personnellement, je pense que le travail avec les parents est indispensable, non pas pour les soigner, mais pour collaborer étroitement avec eux.

Nous avons en effet beaucoup à apprendre d'eux sur le plan d'une clinique fine au quotidien, et nombre de parents attendent surtout de nous que nous essayions avec eux de comprendre leur enfant et sa souffrance et non pas que nous soyons en position de sachant-plus-qu'eux.
C'est cette co-écoute et cette co-observation de l'enfant qui me semblent au cœur aujourd'hui d'une démarche psychopathologique authentique, et c'est d'ailleurs sur ce point que certaines techniques éducatives ont su séduire un certain nombre de familles d'enfants autistes qui se sentent moins seules quand le travail éducatif se déroule en partie à domicile.
C'est clairement une erreur d'un grand nombre de psychanalystes de n'avoir pas su accepter de travailler hors les murs de leur cabinet et de venir partager la réflexion avec les parents sur les lieux mêmes de la vie de l'enfant.
Le congrès intermédiaire de l'AEPEA (Association Européenne de Psychopathologie de l'Enfant et de l'Adolescent) qui s'est tenu à Versailles en septembre 2021 coordonné par le Professeur Mario Speranza a été consacré à la place des parents au sein des prises en charge pédopsychiatriques, ce qui a été à mes yeux un choix judicieux, car nous devons nous dégager des idées toutes faites et rendre aux parents la place qui est la leur dans une alliance de confiance avec nous.

Un champ administratif et financier

Pendant longtemps en France, les responsables hospitaliers et universitaires de la pédopsychiatrie ont eu la chance d'avoir au sein de nos ministères un interlocuteur impliqué et efficace qui s'appelait la Direction Générale de la Santé (DGS).
Celui-ci a ensuite disparu et s'est vu remplacé par la Direction Générale de l'Offre de Soin (DGOS) qui n'a plus — en général et à propos de la pédopsychiatrie en particulier — qu'un jugement strictement comptable en termes de coûts des dispositifs et sans intérêt authentique pour la théorie du soin en tant que telle.
Autant dire qu'un monde sépare la DGOS de la DGS !

À ceci s'ajoute l'entrée progressive en vigueur du système de la tarification à l'activité (TAA) qui érige la rentabilité financière en seul critère de jugement de l'efficacité des prises en charge.
Son application prochaine au domaine de la psychiatre et de la pédopsychiatrie aura bien évidemment des conséquences néfastes et délétères sur la durée des consultations et sur les indications d'hospitalisation.
On voit donc bien comment une organisation administrative équivaut de fait à une prise de position théorico-clinique puisqu'un choix de rentabilité met *ipso facto* à mal le temps nécessaire par exemple, pour les supervisions, l'analyse des pratiques et la psychothérapie institutionnelle.
Nos gestionnaires s'insurgent bien entendu contre cette idée, mais le fait est qu'ils sont, fût-ce à leur corps défendant, les bras armés d'une telle prise de position théorico-clinique.

Un champ politique enfin

En réalité, à y regarder de plus près, on s'aperçoit en fait que les différents champs précédents sont d'une manière ou d'une autre et à des titres divers, l'expression de l'influence du courant de pensée néolibérale sur nos divers fonctionnements collectifs.
Ce courant de pensée n'a que faire, en réalité, de la liberté de penser du sujet qui n'a de valeur qu'en tant que producteur efficace ou consommateur compliant.
D'où la non-prise en compte de son espace psychique intime du point de vue sociétal, l'accent mis sur la prévalence de l'expertise, de la rapidité et du résultat au mépris de la qualification ou de la requalification des parents, et enfin à l'emprise d'une politique pédopsychiatrique des coûts au détriment d'une authentique politique de santé.
Seule compte véritablement la valeur marchande de l'individu d'où la mise en avant du concept de bien-être ou de santé mentale de la population plutôt que celle de l'individu, concept d'ailleurs discutable, mais qui sous-tend les politiques d'activation des compétences dites bio-psycho-sociales.
Comme cela est justement rappelé dans l'argument du numéro de cette revue, les états européens ont adopté en 2005 le modèle de

la « réhabilitation psychosociale » dont la perspective individuelle est illusoire, si ce n'est mensongère.
La normalisation prétendument individualiste et permissive n'est qu'un faux-semblant dans la mesure où le monde interne de chaque sujet s'y trouve gravement disqualifié au profit d'une ambition purement quantitative et mercantile.
Il va de soi que dans cette optique, nul besoin de l'inconscient, de la psychopathologie et de la psychanalyse qui risqueraient d'amener le sujet à préciser ses désirs personnels et ses projets de vie sans tenir compte des lois du marché…
Dans ces conditions bien sûr, il n'y a pas de place pour la psychopathologie ou pour les psychopathologies, quelles qu'elles soient !
On pourrait me rétorquer que la psychanalyse n'est pas là pour juger, mais pour comprendre non seulement ce qu'il en est des trajectoires individuelles, mais aussi des évolutions sociétales, culturelles et politiques, à l'aune de l'inconscient.
Certes, mais la psychanalyse a démontré l'existence de cet inconscient qui ne peut être évacuée d'un revers de la main, et il est tout à fait soutenable que l'accent mis sur la santé mentale et sur les compétences productives vaut en fait comme une résistance profonde à l'égard de cet inconscient qui n'en finit pas de nous déranger en tant que limite à notre volonté consciente (Freud, 1917) ou comme part de soi vécue comme étrangère à nous-mêmes (Kristeva, 1988).
Dans ces conditions, la question n'est pas de savoir s'il subsiste ou non une place pour la psychopathologie au sein de ce nouveau contexte qui est le nôtre, mais de dire que les psychopathologies et la psychanalyse doivent jouer comme une force de résistance qui maintient au monde interne un droit de cité plein et entier.
C'est en tout cas sous cet angle que j'envisage aujourd'hui mon métier de pédopsychiatre.

Conclusion

Au terme de ces quelques pages, j'espère avoir fait sentir qu'à mes yeux, la souffrance psychique ne saurait être réduite à un trouble de l'adaptation à la réalité externe et que la santé mentale ne saurait se définir seulement comme une aptitude à répondre aux exigences du néolibéralisme.

Dans ces conditions, bien entendu la place de la psychopathologie doit absolument être vigoureusement défendue comme une militance en faveur de l'intime et du soin psychique. C'est en tout cas ce que j'essaye de faire dans le cadre de l'Institut contemporain de l'enfance que j'ai fondé en 2021 et qui se veut un espace pour penser le soin psychique et le prendre soin des bébés, des enfants et des adolescents en référence clairement affichée à la psychanalyse, à la psychopathologie et à la pédagogie.

Le combat est difficile, mais il en vaut la peine, car les enjeux sont de taille !

Bibliographie

Barreyre, J. Y. (2000). *Classer les exclus : enjeux d'une doctrine de politique sociale.* Dunod.

Botbol, M., Bursstejn, C., Golse, B., Portelli, C. (2020). *Classification française de Troubles mentaux de l'enfant et de l'Adolescent (CFTMEA) — Classification psychopathologique et développementale (6e édition* Presses de l'EHESP.

Chesnel, J., Hendrikx, M. (2022). Anthropocène et parentage intuitif. *La Psychiatrie de l'enfant* (sous presse)

Freud, S. (1917). Une difficulté dans la psychanalyse. In Freud, S. (1933), *Essais de psychanalyse appliquée.* Gallimard. (1971)

Golse, B. (2017). Pédopsychiatrie et psychanalyse — Une seule et même crise, *Perspectives Psy*, 56, 4, 299-302.

Kristeva, J. (1988). *Étrangers à nous-mêmes.* Fayard.

Stanghellini, C., Mattheuw, R., Broome, R. (2014). Psychopathology as the basic science of psychiatry. *Br. J. Psychiatry*, 205, 169-170.

Malaise dans le soin aux enfants et adolescents Pour une mobilisation à la recherche d'un consensus intelligent

Thierry Delcourt[46]

Le soin aux enfants et aux adolescents français en difficulté connaît une grave crise, tant la pédopsychiatrie, la pédiatrie, le secteur médico-social et hospitalier qu'au niveau des acteurs sociaux censés assurer la prise en charge des problématiques de l'enfance. Les professionnels se manifestent sans être réellement entendus par les médias et les ministères concernés. Mais de quelle crise parle-t-on, comment l'appréhender, pourquoi ces professionnels se mobilisent, semble-t-il à l'unisson ? En fait, ils sont submergés par les demandes, y compris et de plus en plus à caractère d'urgence. Ils sont pris en étau entre offrir un soin de qualité et des directives étatiques qui vont à l'encontre. Ils sont soucieux d'assurer une prévention, mais sans moyens décents pour la réaliser dans de bonnes conditions. Ces forces vives s'épuisent avec un risque de mal-traiter et de ne plus pouvoir répondre aux divers troubles des enfants et adolescents. Actuellement, on constate l'augmentation conséquente des appels et demandes de soin. Ceci est lié aux effets de la crise Covid, mais pas seulement. C'était déjà le cas avant en lien avec les remaniements psychosociaux et la souffrance psychique des enfants et des parents, compte tenu de l'évolution des conditions de vie familiale, relationnelle, sociale, scolaire, mais aussi de la place qu'y occupent les nouvelles technologies (Desmurget, 2019) et du phénomène de tutellisation étatique et médiatique de l'espace privé familial (Delcourt, 2016).

[46]Pédopsychiatre, Reims.
Mail : dr.thierry.delcourt@gmail.com
Site : http://www.thierry-delcourt.fr/

L'enfant en difficulté aux prises avec les théories déficitaires

Aujourd'hui, l'accroissement des normes d'apprentissage et d'adaptation à l'enseignement, la sophistication des évaluations individuelles et de la standardisation statistique interviennent dès la classe maternelle. L'Éducation nationale incite les professionnels de l'enfance à repérer la moindre différence ou décalage de maturité et oriente toute difficulté existentielle vers des troubles nommés arbitrairement et abusivement troubles neurodéveloppementaux sans appui neuroscientifique crédible (Delcourt, 2021). Or, cette dénomination ne vaut que pour des cas heureusement assez rares qui relèvent de la neuropédiatrie et non de la pédopsychiatrie. Les instances administratives — Haute Autorité de Santé, Agence Régionale de Santé, Direction Générale de la Santé, Secrétariat d'État chargé des personnes handicapées —, sollicitées par certaines associations de parents légitimement en mal de diagnostic, de prise en charge et de traitement pour leurs enfants, s'engouffrent dans la commodité catégorielle fourre-tout du trouble neurodéveloppemental (Landman, 2015). Or, ce réductionnisme confronte le monde du soin à une crise structurelle et idéologique liée à cette dérive scientiste qui prend allure de neuroscience sans support scientifique vraiment étayé. La pédopsychiatrie est d'autant plus mise à mal qu'elle souffre de pénurie de professionnels pour répondre aux attentes des enfants et des parents quant au diagnostic et à la prise en charge des troubles réels et des pathologies. Face à l'afflux actuel des demandes, il est facile, et pervers, de tirer à boulets rouges sur les professionnels de la pédopsychiatrie qui font comme ils peuvent avec les petits moyens dont ils disposent. L'intention à peine voilée jusqu'alors, mais désormais ouvertement déclarée et orchestrée est d'imposer cette réponse déviante et inadaptée du TND.

Il n'est plus question ni possible pour nous de gérer la pénurie en milieu hospitalier, médico-social, et en pédopsychiatrie libérale. Il est devenu matériellement impossible de répondre à l'affluence de demandes, de prendre le temps de les décrypter et d'y apporter une solution intelligente, soit de donner à l'enfant l'opportunité d'exprimer sa souffrance et ses difficultés, de l'écouter et de lui permettre d'aller mieux. Il est temps d'y consacrer des moyens matériels, financiers et humains (pas du bricolage de sparadrap et de cataplasmes), pour répondre à la demande pédopsychiatrique. Plutôt que mettre en concurrence et en conflit la pédopsychiatrie clinique adossée à une psychodynamique et aux neurosciences, avec les nouvelles plateformes de coordination et d'orientation, PCO, qui ne visent qu'à dépister des sous-groupes de TND (TDA/H, TSA, DYS), il est urgent de déployer enfin un « quoi qu'il en coûte », et non pas de déshabiller Paul — l'approche psychique et psychosociale — déjà pauvre, pour habiller Jacques — l'approche du tout handicap neurodéveloppemental - largement financé. Il est inacceptable, voire criminel pour l'avenir des enfants en difficulté, de retirer aux professionnels, notamment en CMPP, centre médico-psycho-pédagogique, et CAMSP, centre d'action médico-sociale précoce, le soin psychique de l'enfant et de sa famille. Chacun sait qu'il ne s'agit pas de soin de « bobologie », mais d'un soin réel qui, de plus, permet une prévention à court et long terme des pathologies psychiatriques grâce à une action thérapeutique précoce. Si des PCO peuvent s'avérer utiles pour accélérer la prise en charge de certaines formes de TND — à condition que des moyens soient mis en œuvre sans parti pris idéologique et sans évacuer le psychique —, en aucun cas elles ne peuvent couvrir l'ensemble du champ pédopsychiatrique et médico-social. L'idéologie séduisante du diagnostic précoce de prétendus troubles neurodéveloppementaux ne fait que répondre au réductionnisme du DSM, manuel de diagnostic statistique américain qui liste un inventaire à la Prévert de troubles (une démarche qui commence à être décriée par ses concepteurs), et alimente le marché d'officines prisonnières du scientisme et de l'industrie pharmaceutique. Cela ne peut que desservir la qualité du diagnostic et du soin prodigué aux enfants en difficulté, en souffrance ou différents.

Rappelons que le diagnostic reste un acte médical qui ne peut en aucun cas être dicté, imposé par une administration ou une association de parents. Cet acte médical complexe peut et doit être précoce, nous en sommes tous d'accord, mais ce n'est pas pour autant qu'il s'impose dans l'accueil et la prise en charge de tout enfant en difficulté. Nous avons tous, professionnels du soin, l'expérience qu'il suffit parfois de quelques séances bien conduites pour identifier un problème, un trouble, une souffrance qui, à terme, risque de devenir une pathologie sévère si la perspicacité clinique et la liberté du soin proposé ne sont plus accordées aux professionnels de santé. Dans de nombreuses situations, ce n'est pas le diagnostic qui est prioritaire, mais la qualité de l'accueil, de l'écoute, de la rencontre qui permet d'identifier et de soigner tout à la fois un trouble. Celui-ci, même s'il est spectaculaire, reste assez souvent accessible à un soin psychique spécialisé sans mettre en place un coûteux dispositif de handicap, de rééducation, de traitement médicamenteux invasif et autres actions dont le pire est d'apposer sur l'enfant une étiquette de handicap qui s'avère souvent stigmatisante et donc agit à contre-emploi.

Le parcours de soin d'un enfant en difficulté, en souffrance et/ou qui présente un trouble, relève d'une approche *bio -neuro-psycho-sociale* sans écarter aucune des composantes de la problématique. Or, la tendance actuelle, qui vire au diktat, est d'écarter le *psycho-social* qui est encombrant, car il oblige à soulever des questions épineuses, y compris socio-politiques. La manipulation bien-pensante, un jeu de bonneteau populiste qui réduit l'enfant à un cerveau programmé versus computer, est de ne prendre en compte que le *bio-neuro* versus génétique. Cela conduit l'administration à conditionner le financement de la prise en charge et de l'aide à la procédure PCO dans le cadre d'un diagnostic TND validé par la maison départementale des personnes handicapées, MDPH, voie obligée du handicap et ses sous-catégories, TSA, trouble du spectre de l'autisme, TDA/H, trouble déficit de l'attention avec ou sans hyperactivité, DYS et son florilège de troubles instrumentaux : dyslexie, dyscalculie, dyspraxie. (Delcourt, 2021) Que deviennent les troubles psychiques, leurs conditions sociales, familiales et culturelles ? Ils sont banalisés, discrédités en « troubles légers et modérés » qui ne justifieraient donc pas un financement à la hauteur de la prise en charge et du soin pourtant si important dans ces situations. En agissant ainsi, on nous empêche de soigner, à moins de se plier à une dérive perverse déjà à l'œuvre, d'étiqueter l'enfant TND pour permettre sa prise en charge du soin psychique (de la même façon qu'on majore les pathologies en milieu hospitalier pour des raisons budgétaires). Dans tous les cas, exclusivité du TND, étiquetage abusif, non prise en compte des soins psychiques, on pénalise les enfants dans leur développement et le respect de leur différence, mais aussi les parents désarmés, en désarroi, tout autant sous la pression de la norme, et les enseignants qui perdent leurs qualités d'intuition, de perspicacité, d'humanité au profit des procédures et des protocoles standardisés de norme, d'adaptation et de handicap. Ne reste plus qu'à faire rentrer l'enfant-objet dans des cases, si besoin au forceps en affichant une inclusion handicap dans le milieu scolaire, ce qui relève du mensonge d'État si les moyens ne sont pas alloués tant par l'Éducation nationale (effectifs des classes surchargées, suppression de moyens et de formation et carence d'enseignants spécialisés) que pour les professionnels du soin.

Adolescence : l'éternel retour de la crise

Le problème se pose différemment pour les adolescents. Là aussi, la demande de soin et d'aide est en nette progression alors que les moyens manquent cruellement. Les conduites à risque, addictions, attaques du corps, dépression, tentatives de suicide, autres troubles plus ou moins spectaculaires, font l'objet de demandes urgentes auprès de professionnels hospitaliers, médico-sociaux et libéraux. Paraît-il, les adolescents vont mal. Si on leur pose la question, ils disent qu'ils vont mal. Ça nous étonne d'autant moins que tous les Français disent qu'ils vont mal, alors pourquoi pas eux. Relativisons, ils ne sont ni migrants ni Ukrainiens, mais il est vrai qu'il y a souffrance. Que veut dire « les adolescents » ? Ce n'est pas catégorie homogène. Il y a une énorme disparité de classe sociale, de culture, d'histoire personnelle, d'événements, de filiation, d'affiliation. De plus, le biais de l'approche épidémiologique est de centrer l'analyse sur les troubles psychiques des adolescents que nous recevons, sachant, c'est heureux, qu'ils demandent de plus en plus eux-mêmes à consulter. Attention aux projections erronées, mais tout de même, ça va mal. Le taux de suicide augmente, plus chez les préadolescents, et sous forme de passage à l'acte imprévisible, brutal et radical (Delcourt, 2016).

Et pourquoi ? La crise, oui, mais laquelle ? Certes, depuis 2001, une succession de crises et de tragédies bouleverse nos repères sociétaux et culturels : les actes terroristes et l'atmosphère sécuritaire, la Covid, le confinement et la distanciation sociale qui réduisent la construction à travers le groupe, le péril écologique, l'immigration, le drame des migrants, la guerre qui se rapproche de l'Europe jusque-là un peu tranquille. Il y a de quoi être dérouté et anxieux. Mais c'est comme ça, presque depuis que le monde est monde, tout au moins de ce que l'on en sait, il faut que ça tue, que ça écrase, que ça fasse souffrir. Les adolescents ne sont pas en reste, en témoigne avec quelle avidité ils font gicler le sang dans leurs jeux vidéo, ils maltraitent leurs congénères, ils cyberharcèlent un bouc émissaire, ils se lancent des défis pseudohéroïques. S'il y a des victimes, il y a des bourreaux, s'il y a de la violence, c'est que la haine est aussi forte qu'elle est masquée jusqu'à exploser où et quand on ne s'y attend pas et en se trompant de cible. S'il y a suicide, c'est qu'il y a de l'insoutenable sur le versant traumatique ou celui de la légèreté de l'être, nausée sartrienne, ou de l'effondrement des illusions narcissiques.

L'adolescence est une notion historiquement récente et occidentalocentrée. On a beaucoup disserté sur le sujet : sociologues, ethnologues, historiens, planète des psys (Texier, 2011 ; Sciara, 2011). Si on la définit par tranche d'âge, ça n'a aucun intérêt. Si on la définit comme processus d'appropriation et d'affiliation sociale et politique, certain. e. s ne la font jamais, d'autres la font très tardivement, d'autres prématurément sans connaître les joies de l'enfance pour cause d'histoire chaotique, traumatique, d'obligation de faire face et de se construire malgré tout. Alors, crise, oui, mais pas âge bête ni rébellion gratuite selon la vision péjorative de l'adolescence venant d'adultes qui ne l'ont pas faite ou se sont empressés de l'oublier. Même délicate et parfois conflictuelle, la crise sera créative et constructive à condition de respecter l'adolescent qui s'y débat comme il peut et avec les moyens qu'il trouve pour établir son identité et assumer l'adversité (Zerrouki, 2020).

Crise de construction d'identité, d'appropriation, de mise en question de ce qui a nourri l'ado dans l'enfance, voilà le programme. « Qui je deviens ? Qui tu es toi, pour me dire qui je suis ? Qu'est-ce que tu as à me regarder comme ça ? » Ces fréquentes questions un peu douloureuses montrent que tout cela est déroutant : le regard des autres, ce que je dois être à leurs yeux pour ne pas être rejeté, pour espérer être aimé, voire admiré. En faire des tonnes jusqu'à s'égarer, se maltraiter et tenter de devenir autre. « Je suis bi, dans ma classe, on est tous bi » ; « je suis trans, non binaire » ; « je suis musulman, je me suis converti ». Jusqu'où peut aller la tentative de s'identifier à soi-même dans un personnage fictif à travers le miroir de l'autre ? Jusqu'à se fermer à sa propre altérité, empêcher l'élaboration de son identité singulière et la construction de son imaginaire, rendre impossible la capacitation créative à se projeter dans l'existence ? De la proposition sartrienne « ce que je fais de ce qu'on a fait de moi », il ne resterait que la servitude « ce qu'on a fait de moi » dans l'illusion du choix libre « je suis ce que je dis ».

Crise existentielle, croisée des chemins, besoin de croire, mais à quoi et à qui (Benslama, 2016) ? Besoin de construire des repères par une voie qui se voudrait initiatique et un acte pseudo-initiatique. Pourquoi tant d'adolescents ne se projettent pas ? Ils tiennent à l'ici et maintenant entre peur, nostalgie ou juste vivre l'instant, *no future*, « rien à foutre, j'ai pas demandé à vivre ». Il leur faut fuir pour ne pas souffrir, fuir par crainte de se perdre, de perdre le privilège de l'enfance et d'avoir à affronter une vie pourrie. J'ai même rencontré des ados paresseux, *cool-cocon*, charentaises dans la chambre tout équipée, TV, PC, ne pas déranger. Non, ils ne dépriment pas, ils veulent juste qu'on leur foute la paix, ne veulent plus aller à l'école. Ce n'est pas une phobie scolaire, ils n'ont juste pas envie. Les pauvres, ils restent seuls ? Eh non, ils jouent en réseau avec leurs copains. Ils se parlent, font leurs *battles*, c'est « genre cool ». Et le travail ? « T'inquiète, je gère ! ». Ce n'est pas nouveau, mais cela prend une autre forme avec l'emprise du numérique et de la communication virtuelle, bien installé dans son fauteuil spécial de *gamer*.

Crise de réalité, on peut le dire comme ça. L'adolescence en virtuel, ça ne marche pas, c'est l'illusion qui reste illusion, c'est-à-dire un ersatz qui creuse le fossé entre ce qui doit et ce qui pourrait avoir lieu dans la réalité, avec ce qui se joue d'une expérience sans prendre de risque par écran interposé et immersion virtuelle, autrement dit en fuyant l'épreuve de l'expérience.

Crise d'autorité, oui, mais certainement pas comme le pensent les nostalgiques du père qui sont bouleversés de ne plus retrouver leurs repères théoriques sécurisants. Désolé, la donne a changé entre modèles familiaux évolutifs, remodelés et éclatés, tutellisation de la famille par l'administration étatique et les médias, prescripteurs débridés entre starisation et conformité, mais aussi valorisation des droits de l'enfant, lutte contre les pratiques violentes patriarcales. Le père mue, l'ado mue, la mère mue, mais sue encore. Faut pas croire, là ça n'a pas vraiment changé, elle fait toujours presque tout, y compris tenir la barre. De plus en plus souvent, les parents ont une fâcheuse tendance à confondre la toute-puissance infantile de leurs enfants attardés et la révolte d'appropriation de l'adolescence. Cette dysharmonie d'impréparation à la frustration structurante et de défaillance dans l'élaboration expérientielle est une source de tension, de malentendu, de souffrance, de violence, de court-circuit d'une jouissance que l'on retrouve dans les addictions aux drogues, aux écrans, au sexe virtuel, aux jeux vidéo violents qui parfois se concrétisent dans la fausse vraie vie, le réel, mais là, *no reset* du passage à l'acte qui marque de son empreinte sans retour (Tisseron, 2002).

Crise de croyance, de sens, d'espoir dans un monde qui tourne plutôt mal au niveau politique et écologique. Cette perspective chaotique, voire apocalyptique, est aussi responsable de la difficulté à se projeter dans un futur obscurci, bouché même si l'adolescent tente d'être aussi performant que le voudraient la société concurrentielle et sa violence sociétale débridée. « Ah, il leur faudrait une bonne guerre ! ». Vous ne trouvez pas que vous avez déjà bien assez dévasté le monde et leur futur ? Pas étonnant que la voie soit grande ouverte pour un endoctrinement venant de ceux qui promettent un futur enchanté et offrent l'opportunité de croire, d'espérer. C'est ce qui a fait le lit de l'emprise de Daesh, des lobbys trans, des croyances religieuses de type

sectaire et autres irrationalités qui se targuent d'offrir à bon compte une projection idéale.
Crise de caste, de fracture sociale, de *star & buzz* illusoire qui exacerbe la violence ou inhibe les initiatives sur le mode apathique, accablé, désabusé des incasables face aux incassables, des prolos face aux nantis, des pros face aux intellos, des imposteurs face aux légitimes, des handicapés face aux normopathes.
Qui fait quoi : parents, milieu scolaire, amis, psychiatres, psychologues, éducateurs, forces de sécurité, protection judiciaire, à chacun de tenir sa place, sa fonction, son rôle sans confusion et dans le respect de l'adolescent afin de comprendre, cadrer, soigner plutôt que stigmatiser un comportement déviant. C'est ce qui permet d'anticiper la phase critique d'un passage à l'acte, de limiter sa brutalité, son imprévisibilité, de permettre la prévention des rechutes et récidives. L'inventivité, la curiosité, la qualité d'écoute sans compromis, sans a priori ni jugement, c'est la recette difficile à appliquer pour susciter la confiance de l'adolescent. Donc, attention aux interférences, à la coordination entre acteurs de soin, de prévention et parents. Attention à ne pas indûment partager le secret, l'intime de l'adolescent même si le risque de passage à l'acte oblige parfois à mettre les parents dans la boucle. Les maladresses se soldent par un échec et il n'y a pas de deuxième chance.

À la recherche d'un consensus intelligent

La pression de la demande de la constellation sociale de l'enfant le place et nous place en position délicate et paradoxale. Il vit une double contrainte douloureuse face aux tensions de la demande entre milieu familial, scolaire et social. Or, la boussole du soin reste orientée vers l'épanouissement de l'enfant, n'en déplaise à ceux qui veulent le conformer et le normer. Il nous est demandé de redresser, de rééduquer, de normaliser le comportement de l'enfant et de l'adolescent, de configurer sa maturité selon les critères sociaux et scolaires. Le danger est de s'incarner le suppôt des tenants de la norme et se substituer aux parents dans leur rôle éducatif, ou en résistance, devenir leur bras armé. L'évolution socioculturelle crée un dépaysement qui déroute face aux enfants actuels : le rapport à l'image, aux écrans, les références culturelles, les modalités familiales inédites, le rythme accéléré, zappé, le rapport à l'objet consommé, à la connaissance et au corps. (Lebreton, 2003) Nous devons apprendre à connaître cet univers mental et socioculturel sans le juger ni le dévaloriser. Si les enfants actuels sont éveillés et s'expriment, ce qui est bienvenu, ils ont aussi tendance à mettre leur intelligence au service du plaisir et excellent souvent dans le calcul cynique de leur intérêt. Le risque est de nous égarer, car leur discours se montre habilement séducteur, et de confondre l'élaboration constructive de la crise adolescente qui vise à devenir un être autonome, avec l'illusoire persistance d'une toute-puissance infantile qui veut maintenir la non-frustration en déniant le principe de réalité.

Reste une question centrale qui peut tendre les rapports des professionnels avec la constellation des enfants et adolescents : qu'en est-il aujourd'hui de leur droit à s'informer, à s'exprimer et participer aux décisions qui les concernent ? Si l'enfant n'est pas un objet, mais un sujet à part entière, a-t-il un droit de regard sur le soin et l'éducation qu'il reçoit ? L'autorité parentale est sous contrôle de la loi qui veille à la bientraitance, impose l'éducation scolaire, citoyenne et la prévention sanitaire. Responsabilité, protection et autorité parentale déléguées aux intervenants de santé et d'éducation ne peuvent se dédouaner de l'obligation légale d'informer, d'écouter, de faire participer l'enfant et ses parents, aux décisions qui les concernent. Or, les intervenants médico-socio-scolaires peuvent en user pour imposer leurs directives en matière d'éducation et de soin dans l'intérêt présumé de l'enfant, contre l'avis des parents et sans tenir compte de l'avis de l'enfant considéré comme objet à modeler. Il est de plus en plus fréquent que les enseignants, éducateurs, assistants sociaux brandissent la menace d'information préoccupante si l'enfant et les parents ne se plient pas à leurs directives. Le pédopsychiatre doit donc déplaire aux acteurs intrusifs qui se croient légitimes pour tout savoir de l'enfant et l'inscrire dans un dossier. Ni lui ni ses parents n'en ont le contrôle au mépris du règlement général sur la protection des données personnelles. Le pédopsychiatre est le bastion qui veille à respecter et à faire respecter l'intimité de l'enfant par les parents (Dolto, 1984). Mais ceux-ci subissent la pression des acteurs socio-scolaires prêts à violer le secret médical et l'intimité de l'enfant en usant au besoin de la menace d'une information préoccupante de plus en plus utilisée et dévoyée. Cette tutelle de l'autorité parentale se double de la pression des médias qui portent la parole des lobbys et font perdre aux parents leur capacité de penser, leur libre arbitre et leur esprit critique.

Bibliographie

Aulagnier, P. (2003). *La violence de l'interprétation.* PUF.

Benslama, F. (2016). *Un furieux désir de sacrifice, Le surmusulman.* Seuil

Butler, J. (2005). *Trouble dans le genre : pour un féminisme de la subversion.* La Découverte

Delcourt, T. (2021) *La fabrique des enfants anormaux.* Max Milo

Delcourt, T. (2016). *Je suis ado et j'appelle mon psy.* Max Milo

Delcourt, T. (2018). *Quand la crise devient une chance.* Eyrolles

Delcourt, T. (2013). *Créer pour vivre, Vivre pour créer.* L'Âge d'Homme

Desmurget, M. (2019). *La fabrique du crétin digital.* Seuil,

Dolto, F. (1984). *L'image inconsciente du corps.* Seuil

Dubet, F., Duru-Bellat, M. (2020). *L'école peut-elle sauver la démocratie ?* Seuil.

Héritier, F. (1996). *Masculin/Féminin. La pensée de la différence.* Odile Jacob.

Landman, P. (2015). *Tous hyperactifs ?* Albin Michel.

Le Breton, D. (1990). *Anthropologie du corps et modernité*, PUF

Le Breton, D. (2003). *La peau et la trace : sur les blessures de soi.* Métaillé.

Sciara, L. (2011). *Banlieues : pointe avancée de la clinique contemporaine.* Erès

Stora, M. (2005). *Guérir par le virtuel : une nouvelle approche thérapeutique.* Presses de la Renaissance.

Texier, D. (2011). *Adolescences contemporaines.* Erès.

Tisseron, S. (2002). *Les bienfaits des images.* Odile Jacob.

Valère, V. (1978). *Le pavillon des enfants fous.* Stock.

Vidal, C. (2006). *Féminin, Masculin* : *mythes et idéologies* Belin.
Zerrouki, R. (2020). *Les incasables*. Robert Laffont

2. CONSÉQUENCES CLINIQUES

Le cadre du soin psychique : Secret professionnel et responsabilité du professionnel.

Geneviève Monnoye[47]

Préambule

Le contexte global de la transformation des soins de santé compromet le secteur de la santé mentale. Dans le champ de la médecine des organes, le partage du Dossier Patient Informatisé (DPI) sauve des vies. Dans le champ de la santé mentale, un partage intempestif sape le fondement du soin psychique c'est-à-dire notre promesse du respect de l'intimité. C'est cette promesse qui épaule une personne et l'autorise à aborder sa vulnérabilité auprès de quelqu'un dont elle espère de l'aide. La promesse de confidentialité est notre pacte de soins.
Si les deux secteurs de la santé, organique et psychique, sont intimement liés, ils ne peuvent être confondus. Les personnes qui nous consultent souffrent, elles ne sont pas toutes, pour autant, des malades. L'étiologie de la souffrance psychique est multifactorielle, la santé mentale a des corrélations statistiquement démontrées avec la santé sociale.

La diversité des êtres humains entraîne, dans le champ de la santé mentale, une diversité de pratiques. Il y a des patients qui seuls, ne consulteront pas. Ils ont besoin d'une aide à la demande d'aide. Pour d'autres est nécessaire un filet thérapeutique tricoté par différents services. Pour d'autres encore sera justifiée une évaluation objectivée des difficultés. Soin hospitalier ou ambulatoire, soin en équipe, soin institutionnel, soins en réseau… Un partage de certaines données est quelques fois indispensable. Les règles cumulées autorisant le partage des

---

[47] Psychologue-psychanalyste, psychothérapeute à média. (EBP-BSP et APPPsy). A travaillé en services publiques ambulatoires, et poursuit actuellement en libérale à Waterloo (Belgique).

données confidentielles objectivables sont incontournables. Le respect de la vie privée des tiers, aussi !
D'autres personnes se risqueront dans des zones plus intimes, zones qu'elles ne soupçonnaient même pas. Pour certains patients la demande de soins est déjà en soi une donnée intime à respecter ; ils ne consulteront que si l'anonymat de leur démarche est préservé.

La relation de confiance est la condition *sine qua non* du soin psychique. Nous sommes des tisserands de la parole et notre « métier » à tisser, notre cadre professionnel, est constitué de deux outils majeurs : secret professionnel et responsabilité du professionnel.

La comparaison entre les pratiques, celle du dossier papier et celle du DPI, fictive pour quelque temps encore, est très inquiétante. Comment actuellement accompagner une souffrance psychique dans la confidentialité ? Quel contenu oser encoder ? Quelles règles préconiser en termes d'accès aux données confidentielles ? Quelle est notre responsabilité de professionnel du soin psychique ? Que devient l'exigence de confidentialité, ce point d'orgue de notre identité professionnelle ? Les données intimes — ce for-intime — ne sont-elles pas plus intimes que les données confidentielles ?

À l'ère du dossier papier, le processus de soin psychique, un cheminement dans la confidentialité

« Le plus court chemin de soi à soi passe par autrui »[48].

Sur le conseil de son généraliste, la maman d'Amandine me contacte dans un service de santé mentale (SSM). Amandine a cinq ans et est l'unique enfant d'un couple séparé, attendant que le divorce soit acté. Amandine souffre d'insomnies et de douleurs abdominales ; en classe, elle est distraite et renfermée, l'institutrice est elle aussi préoccupée.

---

[48] Paul Ricœur. Philosophe. (1913 -2005).

Avant de poursuivre, cette maman hésite, elle me demande si je garderai secrètes les informations. Je l'assure du devoir de secret professionnel auquel je suis soumise, aucune information ne sortira de mon bureau, sauf en cas de danger[49] ; nous en discuterions au préalable. J'entends un soulagement dans la voix de cette maman qui amorce une douloureuse narration. Récemment, un dessin offert par Amandine à son institutrice a fait naître des soupçons d'attouchements sexuels, « le père... » me souffle-t-elle. Ces faits furent confirmés par Amandine. Une procédure judiciaire est entamée, le père a l'interdiction de recevoir sa fille. Des collègues-experts tenteront d'éclairer, objectivement, cette situation.

Cette maman ne me consulte pas dans le but d'élucider les faits incriminés, ceci est la tâche des experts[50]. Elle me sollicite parce qu'Amandine l'inquiète. Je précise à la maman l'importance de rencontrer le papa si des entretiens individuels devaient être proposés à Amandine[51]. Une proposition d'un entretien conjoint pour elle et sa fille clôture ce premier contact téléphonique.

Au début de l'entretien, Amandine reste blottie contre sa mère. La maman souhaite me montrer le dessin litigieux, elle veut le prendre dans son sac, mais je l'arrête : ce dessin, réalisé pour l'institutrice, est une confidence que lui a adressée Amandine. Un dessin n'est interprétable que par celui à qui il est destiné.
Tout en m'abstenant de regarder ledit dessin, j'ai l'occasion de préciser à Amandine le cadre de mon travail. « Ce dessin, tu l'as fait pour Madame Sophie... Ici aussi, tu pourras dessiner. Nous tenterons, toutes les deux, de comprendre ce qui fait mal dans ton cœur, dans ta tête ou dans ton corps. Ce que nous nous dirons restera entre nous deux. » Amandine plante son regard dans le mien, sans mot dire elle opine, s'éloigne de sa mère, se dirige vers le bureau, s'installe et commence à dessiner. J'interprète ce mouvement comme un souhait de pouvoir dans la confidentialité

[49] Art. 458 CP et 458*bis* CP et 422*bis* CP.

[50] Code de déontologie du psychologue. (CD psy.) Art.45.

[51] Code civil. Art. 374. Loi relative à l'exercice conjoint de l'autorité parentale et CDpsy. Art.15.

se parler, *se dire,* et ce, grâce à l'engagement d'une autre personne.

Pourrais-je rencontrer le papa, seul ou avec sa fille avant de poursuivre les entretiens avec Amandine ? La maman me griffonne ses coordonnées. Amandine pourrait-elle aussi en parler à son papa, lors du prochain rendez-vous à l'Espace-rencontre ?
Le papa me contacte et dit souhaiter un entretien avec sa fille. Que les dires d'Amandine aient déclenché une procédure judiciaire m'inquiète : quel genre d'homme allais-je rencontrer ? Lors du rendez-vous proposé, je découvre un homme respectueux de son enfant. Il ne revient pas sur les accusations qui pèsent sur lui et n'émet aucun grief contre la mère d'Amandine. Il est là, présent à sa fille. Je ne sens pas Amandine en danger. Puis-je faire confiance à mon intuition ?

Je demande à chacun des parents une grande discrétion ; la teneur des entretiens avec Amandine restera confidentielle sauf si elle se dit ou se montre en danger. Son cheminement sera « son jardin secret ». Au fil de la thérapie, en présence de leur enfant, nous aborderons les éléments nécessaires à leur rôle de parents.
Lors des entretiens individuels, Amandine poursuit son chemin de paroles, elle me parle et *se* parle, elle me questionne et *se* questionne. Cette parole-élaboration s'autorise des allers-retours, Amandine (se) cherche. Son langage corporel m'indique la piste à suivre. En début de chaque séance, elle divise en deux tas, les dessins réalisés lors des entretiens précédents ; un tas renvoie à sa mère et l'autre à son père… pas plus pour maman que pour papa. Les dessins qu'Amandine me dédie ne sont pas inquiétants. Si, au fil des rencontres, les symptômes — maux de ventre et troubles du sommeil — s'estompent, Amandine reste sur la défensive.

Après une dizaine de séances, Amandine dit souhaiter ne plus venir. Les symptômes ressurgissant, la maman envisage consulter un pédiatre. Elle décide de le contacter elle-même.[52]
Malgré le souhait d'Amandine d'arrêter les entretiens, je maintiens la relation et je confirme les rendez-vous déjà proposés. Après quelques séances plutôt mornes. Amandine, mal à l'aise, lâche quelques mots, presque pour elle-même : « J'ai dit des bêtises. » Je m'abstiens de creuser le sens du mot *bêtises,* je cherche avec elle ce qui pourrait pousser des enfants à dire des bêtises.
Mon hypothèse est que cette soi-disant bêtise exprime la vérité d'Amandine, sa détresse et sa souffrance. Il nous faut, à deux, en rechercher le sens. Il nous faut creuser le pourquoi de cette bêtise-là. Les théories systémiques et familiales évoquent le rôle positif du symptôme ; les enfants sont très créatifs lorsqu'ils imaginent pouvoir ou devoir soutenir l'un de leurs parents. Ce soin psychique aurait raté son objectif s'il se contentait d'une disparition du symptôme ! Amandine avait risqué un dire. Il n'y avait pas d'urgence à intervenir.

Après plusieurs semaines, les avocats respectifs m'ont appelée ; ils désirent connaître ce que m'a « avoué » Amandine. Avait-elle renoncé à ses fabulations auprès de sa mère ou auprès des experts ? Le conseil du père tente de me convaincre que nous sommes tous deux soumis aux règles du secret professionnel partagé[53], puisque tous deux, nous souhaitons venir en aide à cette enfant. Mon refus obstiné l'irrite, il me rappelle que l'action en justice n'est toujours pas close et qu'il en va de ma responsabilité si un innocent est inculpé.

Je ne suis pas mandatée pour réaliser une expertise et si je colporte, dans l'urgence, une bribe de la confidence d'Amandine,

---

[52] Conseil national de l'Ordre des médecins 10-12-2011 et 27 -04-2019 : « *C'est le patient lui-même qui est le plus habilité à partager avec un destinataire de son choix, les données confidentielles pertinentes indispensables à la continuité des soins.* »

[53] CD psy. Art. 14. Le seul fait d'apporter une aide au patient ou à la famille du patient ne suffit pas à établir que la mission poursuivie soit commune.

si je ne prends pas le temps d'écouter ce qu'Amandine a à m'en dire, la relation de confiance en sera blessée. Amandine ne me répétera pas une deuxième fois « j'ai dit des bêtises ».

Des séances tumultueuses ont suivi, comme si Amandine appréhendait quelques représailles de ma part. Je tente de lui faire comprendre que dire une *bêtise* peut être l'expression d'une difficulté plus lourde encore.

Quelques semaines plus tard, la maman souhaite me rencontrer avec sa fille. Elles arrivent souriantes. La maman me confirme la disparition des symptômes somatiques et, à l'école, Amandine a retrouvé une joie de vivre.
Y a-t-il d'autres changements ? La maman me précise qu'elle reprend en main les rênes de sa propre vie et que le papa reste présent dans la vie d'Amandine, dans le respect des mesures judiciaires. Une dernière séance est proposée, à la fin de laquelle, sur le pas de la porte, Madame me confie une autre décision récente : elle a déménagé. Son père, chez qui elle avait trouvé refuge lors de la séparation, a dû être placé, atteint d'Alzheimer. Très discrètement, elle me glisse : « Je ne peux lui en vouloir ». Et cette fois encore, Amandine accroche mon regard avec insistance. Sans mot dire, je rends un sourire à ce regard éloquent.

Un remaniement relationnel s'est réalisé dans des zones souterraines, à notre insu. Peut-être même s'est-il enclenché lors de l'entretien conjoint qui a réuni Amandine et son papa. Grâce au processus de soin, Amandine a récupéré sa place d'enfant, une enfant qui ne doit prendre soin d'aucun de ses parents.

Je n'ai été que le *passeur d'un — ou plutôt de quatre — cheminements intérieurs, différenciés.* J'en garde quelques souvenirs vivaces : le regard d'Amandine, quelquefois interrogateur, quelquefois confiant, toujours présent et ses sautillements en quittant l'endroit où elle est venue régulièrement (se) parler ; la présence rassurante de son papa, le merci de sa maman, discret et accompagné d'un sourire proche d'une larme, et aussi mon habituel « à mercredi prochain » qui trébuche, il n'a plus de raison d'être ! Toutes ces émotions furtives sur le pas de la porte attestent de l'authenticité de ces cheminements effectués ensemble dans le respect de chaque intimité.

Le processus de soin psychique — soin de l'intime — dans la confidentialité.

Dans les pratiques du soin psychique, pour qu'une rencontre puisse advenir et afin que s'initie un cheminement intérieur, nous garantissons à la fois une imperméabilité de la membrane qui sécurise l'espace thérapeutique et une qualité de présence, faite d'engagement et de responsabilité, afin que le patient puisse *(se)* dire en toute sécurité. Une personne se (re) construit dans le lien à l'autre grâce à un pacte de soin basé sur la confiance.
Pour un patient, oser faire confiance est une tentative d'arrimage à une « ligne de vie »[54] peut-être plus vitale encore que la teneur de la confidence. Les premiers entretiens sont souvent empreints de pudeur, de honte et de culpabilité. Pour le professionnel, prendre soin de cette tentative d'accrochage, respecter la parole du patient, c'est protéger l'intégrité psychique[55] de la personne qui se confie. Dans les entretiens psychologiques, la parole, qu'elle soit verbale ou à média, ne relève pas de la communication, elle est essentiellement du registre de l'élaboration de l'intime. La *parole-élaboration* cherche à se dire, fait des allers-retours et tâtonne. Cette parole-élaboration ne saurait être figée dans un document informatisé et partagé avec des destinataires inconnus.

La souffrance psychique est rarement une maladie. Le paradigme de la santé mentale rejoint celui de la santé sociale — *« Le silence a du sens »*[56]. Le Conseil Supérieur de la Santé (CSS)[57] confirme objectivement nos pratiques : dans le secteur du soin psychique, le symptôme est labile — souvent un prétexte, avant que le texte lui-même ne puisse se dire. Le diagnostic est stigmatisant et

[54] Terme de navigation : mécanisme assurant la sécurité.
[55] Intégrité psychique : citée dans le 458*bis* CP et le 21§2 CDpsy.
[56] Comité de Vigilance en Travail Social (CVTS), 2019.
[57] Conseil Supérieur de la Santé. 2019. DSM (5): Utilisation et statut du diagnostic et des classifications des problèmes de santé mentale. https://www.health.belgium.be/fr/avis-9360dsm

iatrogène, le patient s'identifiant aux caractéristiques du diagnostic. Le pronostic est tributaire de l'environnement affectif et social.

À l'ère du dossier papier, une situation clinique pouvait être accompagnée dans l'anonymat ; nous maîtrisions le devenir des notes griffonnées. Si la personne ne pouvait se charger elle-même du partage de données pertinentes et indispensables, nous organisions une rencontre tripartite dans la transparence ou nous contactions le destinataire par téléphone, éventuellement en présence de l'intéressé.
L'ère du dossier papier était l'ère d'une responsabilité assumée grâce à l'épaulement de l'équipe. Dans la situation relatée, l'équipe fut un soutien solide même si je ne lui ai rien partagé. Un fondement théorique commun a permis de réserver au père d'Amandine un accueil sans préjugé.

Grâce au mutisme du dossier papier, Amandine a enregistré à l'intérieur d'elle-même, la restauration des relations affectives avec chacun de ses deux parents et un retour à sa place d'enfant, retour qui lui a permis de grandir. Une page est tournée.

À l'ère du DPI, qu'en est-il du processus de soin psychique ? Qu'en est-il de la confidentialité ? Qu'en est-il de la responsabilité du praticien ?

Le processus de soin psychique ne peut se comparer à l'ablation d'une tumeur ou à la réduction d'un bras cassé. Le soin psychique de l'intimité blessée, ce processus intersubjectif s'enracine dans la confidentialité grâce à l'engagement du professionnel et sous sa responsabilité.
Jusqu'à présent, le devoir de secret professionnel était le devoir de se taire, parler était l'exception ; depuis la loi relative à la qualité de la pratique des soins de santé[58], *se taire* devient l'exception. Auparavant, le partage de données confidentielles

[58] Loi relative à la qualité de la pratique des soins de santé. Dite loi Qualité du 22 avril 2019.

était une exception justifiée ; actuellement, le non-partage devient l'exception.

Le secret professionnel avait été promis à la maman d'Amandine, la relation en confiance a autorisé une prise de parole. Aujourd'hui, nous serons confrontés à un conflit de valeurs : protéger la relation de confiance ou obtempérer à l'exigence du DPI. En plus des données administratives d'Amandine et de ses parents, en plus des coordonnées des personnes de contact, seront indiqués le motif de la consultation et la problématique au moment de la consultation, les antécédents personnels et familiaux, les comptes-rendus des entretiens de concertation, le diagnostic établi par le professionnel concerné, les renvois vers d'autres professionnels des soins de santé. Une *suspicion de maltraitance familiale* sera fossilisée dans les trois dossiers, et ce pour plus de trente ans (soit plus ou moins deux générations).
Enkyster ces données intimes risque d'embourber ou de geler le processus psychique.

Actuellement, il s'agit de normaliser le symptôme sans chercher à comprendre le contexte qui l'a vu éclore. La situation est identique dans plusieurs pays limitrophes, en France notamment. « *La menace plane sur ce qu'on peut appeler la psychiatrie du sujet, fondée sur la reconnaissance de la dimension stricto sensu intersubjective de la relation de soin, supposant un engagement mutuel des soignants et des personnes soignées (...) Depuis quelques années cette approche est subrepticement remplacée par une psychiatrie du symptôme dont l'objectif se résume à gommer les phénomènes s'écartant de la norme sans chercher à comprendre les enjeux profonds ni même les contextualiser* » (Venet E.).

À l'ère du DPI, Amandine osera-t-elle (se) parler si elle pressent que ses parents — gestionnaires du DPI — et leurs avocats respectifs — auront accès à son intimité informatisée ?
Les données somatiques d'Amandine doivent-elles être indiquées ? À quelles données le pédiatre aura-t-il accès ? Ne rien noter ? Et si Amandine était vraiment malade ? Avant l'ère des réseaux et du DPI, les psychologues s'autorisaient, si nécessaire

et avec l'accord de la personne, un entretien téléphonique avec le spécialiste qui répondait succinctement à la question posée.

Les diagnostics n'auront-ils pas une incidence sur le cours de chaque existence ? Ne risquent-ils pas de marginaliser plus encore certaines personnes ? Afin d'« optimiser la continuité des soins », dans un souci de transparence et d'efficacité, une réunion de concertation est programmée avec les experts judiciaires. Des hypothèses sont figées dans le DPI. Le réseau ne m'aide pas, il m'inquiète.
Le métier qui autorise un tissage de paroles est ébranlé.

Comment noter, dans une case préencodée, l'insistance d'un regard, un geste spontané ou une légère hésitation. C'est la parole, cette possibilité de dire — par le corps, un média ou même par un symptôme — son intimité et sa subjectivité, qui est l'objet du soin psychique. Si je suis dans un rôle d'expert-évaluateur, je raterai la rencontre[59].

Aujourd'hui, Amandine aurait un peu plus de vingt-cinq ans. Tout qui s'approprie sa carte d'identité, son compagnon par exemple, découvre ses antécédents médicaux et judiciaires. Cette indiscrétion n'est pas le seul risque. Amandine, à chaque ouverture de son dossier, sera replongée dans cet épisode douloureux. Le souvenir d'une bêtise y est associé, une culpabilité déprimante aussi.

Nous sommes les dépositaires, voire le refuge de données intimes, non objectivables et non indispensables à la continuité des soins. Dans quel but les enkyster dans un DPI ? Avons-nous pris la mesure des impacts psychiques liés à la fossilisation des données psychiques dans un DPI ?
Notre responsabilité professionnelle n'est-elle pas engagée ?

[59] CD psy. Art. 45

L'éclairage de balises déontologiques et juridiques

La confidentialité et la responsabilité sont deux poinçons de notre identité professionnelle éclairées par les balises déontologiques et juridiques.

La Charte de la Fédération Européenne des Associations de Psychologues (EFPA)[60] se fonde dans la déclaration universelle des Droits Humains. Le devoir de secret professionnel, le respect de l'intimité et de l'intégrité y sont indiqués, dès les premières lignes.

*« Le psychologue respecte et défend sans aucune discrimination les droits fondamentaux des personnes et groupes de personnes, à savoir : leur liberté, leur dignité, leur **intimité**, leur autonomie et leur **intégrité.** Il préserve la vie privée de toute personne en assurant la **confidentialité** de son intervention, y compris lorsqu'il est amené à transmettre des éléments de celle-ci. Le respect scrupuleux du **secret professionnel** est l'aspect minimum de cette obligation. »*

Les codes des professionnels de la santé mentale (travailleurs sociaux, psychologues) insistent sur le respect de l'intimité psychique. Dans le champ de la santé mentale, la majorité des données relèvent de l'intime, du non objectivable, non partageable ; elles concernent des tiers dont la vie privée doit elle aussi, être respectée.

De nombreux articles du code de déontologie des psychologues insistent sur la responsabilité du praticien[61].

*« Le psychologue précise toujours dès le départ à son client ou sujet dans quel **cadre** il le rencontre. Il s'en tient à une seule activité avec la même personne. »*

« Le psychologue refuse d'utiliser des méthodes qui peuvent causer un dommage aux personnes concernées par l'exercice de sa profession, qui les atteignent dans leur dignité ou qui

---

[60] Le 1er juillet 1995, à Athènes, fut signée la charte de la Fédération Européenne des Associations de Psychologues (EFPA).

[61] CD psy. art.. 25, 35, 45.

investiguent dans leur vie privée plus loin que ne l'exige le but convenu. »
« Dans le cadre de ses compétences, le psychologue assume toujours personnellement la responsabilité du choix, de l'application et des conséquences des méthodes et des techniques qu'il met en œuvre. »
« Le fait pour un psychologue d'être lié dans son exercice professionnel par un contrat ou un statut (...) ne modifie pas ses devoirs professionnels et en particulier les obligations concernant le secret professionnel et l'indépendance du choix des méthodes et de ses décisions... »

La responsabilité du psychologue est engagée lorsqu'il lève, même de manière très limitée, un voile du secret professionnel[62] :
*« Le psychologue peut, **sous sa responsabilité**, partager des données confidentielles en sa possession en vue d'optimiser l'efficacité de son travail. À cet effet, il applique les règles habituelles cumulatives quant au secret partagé : information préalable, accord du maître du secret, dans le seul intérêt de celui-ci, limité à ce qui est strictement indispensable, uniquement avec des personnes soumises au secret professionnel œuvrant dans le cadre d'une même mission. ».*

Avons-nous suffisamment pris la mesure de l'impact du DPI éventuellement partagé sur le devenir du sujet humain ?

Les principes juridiques étayent les différents codes de déontologie des professionnels du champ de la santé mentale, le respect du secret professionnel[63] y est inscrit comme un devoir : l'obligation est de garder le secret. Ce devoir de secret poursuit deux finalités, le respect de la vie privée et la protection de la relation de confiance. Ce lien de confiance se décline sous deux versants : la confiance dans la profession et la possibilité de nouer avec un professionnel une relation de confiance[64]. Le

---

62 CD psy. art. 14.
63 Art. 458 CP.
64 — Cass., 16 déc. 1992 et 2 juin 2010. « *Cette règle repose sur la nécessité d'assurer une entière sécurité à ceux qui doivent se confier à*

devoir de protection de la relation de confiance fut rappelé récemment par la Cour constitutionnelle ; les assistants sociaux étaient descendus dans la rue, en 2019, scander, « *le silence a du sens* ».
Le secret professionnel partagé n'est pas une exception au secret professionnel ; il en est une modalité. Ce qui est secret le reste, mais il est partagé entre plusieurs professionnels et est protégé par une membrane étanche même si à l'intérieur des échanges ont lieu.
Les conditions cumulées autorisant ce partage éventuel sont draconiennes même si elles ne sont pas inscrites dans le Code pénal. La responsabilité du professionnel est à nouveau ciblée. *Le consentement de la personne concernée est une condition nécessaire, mais pas suffisante : le professionnel garde la responsabilité d'apprécier si le partage est nécessaire et rencontre l'intérêt du bénéficiaire de l'aide ou des soins.* (Nouwynck, 2021).

La loi relative aux droits du patient reconnaît à celui-ci le droit à la protection de sa vie privée et le droit à la protection de son intimité[65].
Les recommandations de l'Autorité de Protection des Données (APD) ont précisé aux ministres du SPF santé, en 2018, 2019 et 2021, les règles du RGPD, cette convention internationale.
La définition du *consentement éclairé* est claire, sans aucune mesure avec ce qui se passe actuellement sur le terrain : « *le consentement requiert une manifestation de volonté, libre, spécifique, éclairée et univoque, par laquelle la personne concernée accepte, par une déclaration ou un acte positif clair, que des données à caractère personnel la concernant fassent*

---

eux et de permettre à chacun d'obtenir les soins qu'exige son état, quelle qu'en soit la cause. »
— Cour Const. 14 mars 2019. « *Le secret professionnel est la condition* sine qua non *pour que s'instaure un lien de confiance entre le détenteur du secret et la personne qui se confie. Seul ce lien de confiance permet au détenteur du secret professionnel d'apporter utilement une aide à la personne qui se confie à lui.* »
[65] Loi relative aux droits du patient. (22 août 2002) art. 10.

l'objet d'un traitement ». La personne a le droit de retirer son consentement à tout moment.

Le consentement relève donc de la responsabilité du psychologue clinicien qui éclairera d'un spot intransigeant, les conséquences d'un consentement ainsi que leurs modifications liées à un changement de contenu ou de destinataire.
Le consentement éclairé est exigé d'une part lors de l'encodage des données, d'autre part lors de l'autorisation des accès. *« L'accès au dossier se doit d'être par défaut fermé et segmenté à l'attention de chaque praticien de la santé. Le patient doit pouvoir exercer à la source son droit à la rectification et à l'effacement des données de son dossier électronique. »*
« Les conditions d'accès s'inspirent des conditions associées à la forme juridique du secret professionnel partagé. » L'APD conclut qu'*« un encadrement/limitation supplémentaire du droit d'accès par un professionnel des soins de santé aux données tenues à jour et conservées par un autre professionnel des soins de santé s'impose, quoi qu'il en soit, tant dans des arrêtés d'exécution à prendre que dans la mise en application de ceux-ci sur le terrain. »*
« Les dispensateurs de soins ne pourront consulter le dossier électronique que pour la portion de données qu'ils ont eux-mêmes insérées ou pour celles que les autres dispensateurs de soins ont décidé activement *de leur communiquer (...) aux fins de permettre la réalisation d'une mission thérapeutique particulière. »*
« Les finalités du partage doivent être déterminées et légitimes. »

Respect de la confidentialité et responsabilité du professionnel. Perspectives.

Le processus de soin psychique est un soin de l'humain en lien et par le lien à un autre être humain. Dans le soin psychique, nous sommes ce passeur d'un cheminement intérieur, ce « for-intérieur » plus intime encore que les données confidentielles. Cette intimité n'est pas objectivable, elle ne se divulgue ni ne se partage.

Rigidifier des informations psychologiques dans un DPI et ce pour une durée qui équivaut à deux générations aura des impacts sur le cheminement de chacun. Ces impacts sont peu connus et donc peu étudiés.

L'insécurité informatique est souvent l'argument invoqué pour défendre le respect de la vie privée et le non-partage de données confidentielles. Cet argument n'est pas négligeable. D'autres balises juridiques et déontologiques en appellent à la responsabilité du professionnel. « *Qu'un dossier soit tenu sous forme électronique ne saurait justifier que le traitement des données consignées et les accès à celles-ci, ne respecte pas les mêmes règles que s'il s'agissait du dossier papier* ». (Nouwynck)

Si nous n'y prenons pas garde, toutes les précautions qu'implique le partage du secret professionnel seront contournées d'un simple clic. Si nous ne faisons preuve de vigilance, nombreuses seront les personnes qui renonceront aux soins psychiques ou qui, pour le moins, bâillonneront leur parole…
Notre responsabilité professionnelle est engagée : les professionnels ne pourront se dédouaner de l'obligation d'apprécier la nécessité du partage des informations du seul fait qu'il y aurait un accord formel du patient ou une base légale l'autorisant. Ceci ressort des conditions cumulées autorisant le partage du secret professionnel.

Au-delà du respect de la vie privée, notre responsabilité professionnelle est engagée dans le respect de la deuxième finalité du devoir de secret professionnel, la protection de la relation de confiance dans les professions de la santé mentale.
Notre responsabilité professionnelle est engagée à un autre niveau encore : comment un être humain, pourrait-il se subjectiver en présence d'un professionnel qui se contentera d'être le maillon d'une chaîne, instrument bientôt instrumentalisé par un algorithme ?

« Le plus court chemin de soi à soi passe par autrui. »

Bibliographie.

Autorité de Protection des Données. A.P.D.
https://www.autoriteprotectiondonnees.be/publications/avis-n-100-2018.pdf
https://www.autoriteprotectiondonnees.be/publications/note-sur-le-traitement-de-donnees-provenant-de-.dossiers-de-patients.pdf.
https://www.autoriteprotectiondonnees.be/publications/avis-n-122-2021.pdf.

Conseil Supérieur de la Santé. DSM (5). (2019). '*Utilisation et statut du diagnostic et des classifications des problèmes de santé mentale*'. CSS (9,360).
https://www.health.belgium.be/fr/avis-9360dsm.

LBSM : (2021-2022) *Cycle de webinaires sur le dossier du patient et le secret professionnel* : lbsm.be

Meerseman, C. (2009). La confidentialité, ciment de la relation d'aide : la personne au centre de la rencontre. *In* Ministère de la Communauté française (2009). *Confidentialité et secret professionnel : enjeux pour une société démocratique*. Yapaka.

Moreau, T . (2014). Le Code de déontologie des psychologues et le respect des dispositions légales relatives au secret professionnel. *Journal du Droit des Jeunes.*

Monoye, G. (2019). *Le psychisme serait-il un organe ? Les réformes de la santé mentale et leurs incidences sur la confidentialité.* Site de la fédération psy enfants-adolescents. fpea.be

Monoye, G. (2021). « *Secret professionnel et/ou continuité des soins par le dossier patient informatisé... et partagé, un conflit de valeurs* ». Journal du Droit des Jeunes (JDJ).

Nouwynck, L. (Novembre 2021). « *Le secret professionnel en santé mentale. Principes et fondements. Quelles conséquences pour le dossier du patient* ? ». Exposé fait à la Ligue Bruxelloise de la Santé mentale.

Nouwynck, L. « *Travail médico-psycho-social et secret professionnel partagé. Avec qui ? Quoi ? Et le dossier électronique* ? » Ethica Clinica. (A paraître).

Venet, E., « *Manifeste pour une psychiatrie artisanale* », Lagrasse, Verdier, 2020.

La violence de l'injonction. La prescription de l'autonomie

Albert Ciccone[66]

Entretien réalisé par Frédéric Widart et Philippe Pétry

Si le discours social est nécessaire pour que la vie en commun soit possible, pour que se dégage un espace où le sujet puisse advenir (P. Aulagnier), il n'en demeure pas moins que celui-ci constitue l'une des premières sources de violence. Comme le souligne Albert Ciccone[67], la nature des attentes sociales peut en effet être porteuse de violences diverses en fonction des modèles auxquels obéissent les requêtes sociales. Les représentations sociales du soin et de la pathologie, lorsqu'elles sont soumises à certains modèles économiques, sont potentiellement violentes, car elles s'opposent aux logiques intrinsèques au travail de soin.

Frédéric Widart : Ces dernières décennies, nous assistons à la mise en place d'un nouveau paradigme en santé mentale. Ses effets se font désormais ressentir très concrètement sur les pratiques professionnelles dans ses champs.
Il ne s'agit en effet plus d'écouter la souffrance des parents et du jeune sujet afin de répondre au mieux à leurs besoins (*Plan psychiatrie et santé mentale de 2004*), mais bien de renforcer leurs capacités et accompagner les familles dans le processus visant à « favoriser l'indépendance de leurs enfants » *(Feuille de route Santé mentale et psychiatrie de 2018)*.
La réhabilitation psychosociale, par ailleurs, considère qu'il est plus efficace de contourner les retentissements fonctionnels de la maladie sur la vie quotidienne en laissant de côté les caractéristiques intrinsèques des psychopathologies pour se focaliser sur les ressources des usagers.

---

66 Psychologue clinicien, psychanalyste et professeur de psychologie et psychopathologie à l'Université Lumière-Lyon II.
67 Ciccone A. (dir.) (2014), *La Violence dans le soin*, Dunod.

Pouvez-vous nous dire ce que vous pensez des effets de cette évolution sur les pratiques cliniques, sur la subjectivité des patients-usagers, sur la subjectivité des professionnels ? Quelle place reste-t-il à la subjectivité et à l'expression de la souffrance quand celles-ci doivent être gérées et non plus accompagnées et écoutées ?
Que pensez-vous, au fond, de l'évolution des finalités de la santé mentale en général, et de la santé mentale infanto-juvénile en particulier ? N'y a-t-il pas une violence dans l'injonction à l'autonomie et à l'indépendance ? Que signifie potentialiser les capacités pour devenir indépendant et autonome lorsque l'enfant ou le jeune présente un handicap psychique et/ou mental ?

***Albert Ciccone**:* Il y a une violence dans cette injonction à l'autonomie et l'indépendance, vous avez raison. Et cela pour plusieurs raisons.
La première parce que cette injonction pourrait laisser penser que jusque-là les équipes de soin ne se souciaient pas de l'autonomisation des jeunes patients ! Comme si la prise en compte de la souffrance psychique, l'écoute des sujets au plus près de leurs expériences subjectives, la réponse aux besoins psychiques, n'avaient pas pour finalité la croissance mentale de chacun (enfants et parents) et donc l'autonomisation.
La deuxième source de violence provient de la pensée positiviste sur laquelle reposent ces injonctions. Le rouleau compresseur de la pensée positiviste a colonisé l'ensemble du champ social (la psychiatrie, le soin, mais aussi l'école, l'université… et toutes les pratiques sociales). Ce rouleau compresseur écrase toute trace de subjectivité. Il répond aux représentations actuelles dominantes concernant non seulement la psychiatrie, la médecine, mais l'humain en général. Ces représentations reposent sur — ou produisent — des modèles scientistes, technico-scientistes, dans lesquels l'homme n'est pas un sujet, mais un « sac de compétences ». Le soin psychique comme l'éducation ne consistent plus à entrer en contact avec la vie subjective, intime, les affects, les angoisses, l'histoire des sujets, afin de favoriser une élaboration, une appropriation des expériences subjectives, travail inhérent à la croissance psychique. Ils ne consistent plus à écouter, observer, prendre en compte la réalité psychique, et la

réalité concrète, historique comme actuelle, sur laquelle elle se fonde. Ils ne consistent plus à s'impliquer dans une relation humaine, une relation de parole, pour comprendre et partager les souffrances psychiques d'un autre, pour que ces dernières trouvent un espace où elles puissent être pensées, c'est-à-dire contenues et transformées, mises en sens, mises en histoire. Non, le soin psychique comme l'éducation consiste à « développer des compétences ». Le soignant comme l'éducateur n'est plus face à un sujet, il est face à un cerveau. Les praticiens du soin ou de l'éducation sont des « techniciens ». Ils ne sont plus des « professionnels », qui peuvent « professer », penser les pratiques, ils sont eux-mêmes des « sacs de compétences techniques », au service du développement technique de l'autonomie. Et leurs conduites sont dictées, prescrites par des « experts » techniciens, et non par des soignants de la vie psychique. D'ailleurs il n'y a plus de « psychopathologie » chez les enfants (comme chez tous sujets), il n'y a que des « troubles neurodéveloppementaux ». Les souffrances psychiques n'ont plus d'histoire, plus de logiques, de «*psycho*-logiques », elles sont rabattues sur un symptôme qui n'est rien d'autre qu'un effet de développement neurologique. Notre Président français, par exemple, s'est récemment félicité des budgets importants alloués à la recherche en psychiatrie. Et la recherche qui va bénéficier de ces sommes généreusement distribuées concerne quoi ?... L'intelligence artificielle ! L'intelligence humaine n'intéresse personne, mais l'intelligence artificielle, alors là, c'est important ! C'est la « pensée technique » qui compte, l'approche techniciste qui mérite les budgets publics.
Il y a dans tout cela un effet majeur de « désubjectivation », qui va avec la « déprofessionnalisation » des pratiques. Et la désubjectivation est évidemment une violence. On peut même dire qu'elle définit la violence. Chaque fois qu'on ne tient pas compte du sujet, chaque fois qu'on déloge le sujet, on exerce une violence. Toutes les violences sont différentes, incomparables, mais ce qui les réunit toutes, ce que toutes les formes de violence ont en commun, c'est la désubjectivation, le déni de la subjectivité (voire de l'humanité) de l'autre, le non-respect de la subjectivité et de l'intimité de l'autre.

Une troisième forme de violence de l'injonction à être autonome et indépendant tient au paradoxe que contient une telle formulation. Je n'insiste pas sur le fait que demander à quelqu'un d'être autonome c'est lui demander de répondre à notre injonction et donc de ne pas être autonome ! Mais demander à une famille, pleinement impliquée dans les difficultés d'un enfant à gagner l'autonomie, de faire en sorte que l'enfant soit indépendant, c'est comme demander à une personne atteinte du Covid de ne pas avoir de fièvre ! Là encore, une telle idée repose sur une représentation des symptômes comme totalement « autonomes », ou soumis au seul bon vouloir du cerveau et du développement neurologique. Les parents, les familles, l'entourage d'un enfant seraient définitivement désimpliqués dans toute forme de troubles chez ce même enfant. Il s'agit là d'un point de vue idéologique, politique, en totale contradiction avec toutes les expériences cliniques des praticiens un peu sérieux et un peu soucieux d'observer avec rigueur la réalité des liens intrafamiliaux, intersubjectifs, tissés autour d'un enfant, comme autour de n'importe quel sujet. En France, le développement de la pensée néolibérale, techniciste, managériale, combiné au lobbying très puissant et redoutablement efficace de quelques associations de parents décidées à éradiquer la psychanalyse du champ du soin, a réussi à instituer une sorte de « psychothérapie d'État », où les « bonnes pratiques » sont prescrites par les Pouvoirs publics. Les professionnels ne sont plus maîtres de leur art, ils doivent obéir à des injonctions élaborées par des « experts » dont les choix idéologiques sont totalement solubles dans le discours ambiant dominant l'espace social. Il nous faut bien sûr lutter contre ces pressions qui détruisent nos pratiques, déconsidèrent nos professions, maltraitent les professionnels comme les patients qui les consultent.

Pour terminer sur votre question, j'ajouterai une précision : l'autonomie n'est pas l'indépendance, les deux termes ne sont pas équivalents. Être autonome, ça n'est pas être indépendant. L'inverse de l'autonomie n'est d'ailleurs pas la *dépendance*, mais l'*hétéronomie* (être normé par un autre, subir une loi imposée par un autre). L'autonomie n'est pas l'indépendance, parce qu'on n'est jamais indépendant. L'indépendance est une illusion, omnipotente, l'illusion qu'on peut se passer de tout le monde, vivre seul, sans liens. L'autonomie consiste à *gérer ses dépendances*, à vivre avec ses dépendances sans leur être aliéné, à prendre soin de ceux dont on est dépendant tout comme de ceux qui sont dépendants de nous. On peut même dire que *l'autonomie suppose la dépendance*. Le processus d'autonomisation se déploie à partir d'un état de dépendance et à partir du travail psychique de l'objet dont le sujet — ou le futur sujet — est dépendant.

Tout cela pour dire encore combien « potentialiser les capacités à être autonome et indépendant », « se focaliser sur les ressources des usagers », supposent un travail psychique des sujets en lien, parents et enfants, entourage du sujet et sujet-usager, et supposent d'explorer les résistances de chacun à effectuer ce travail psychique.

Je prendrai un autre exemple : il existe en France un engouement dans certaines institutions à faire des « formations » pour la « bientraitance » (elles sont aussi contraintes à le faire). On voit beaucoup cela en particulier dans les EHPAD (Établissements d'Hébergement pour Personnes Âgées Dépendantes). La logique est exactement la même. Comme s'il suffisait de développer les capacités ou les compétences à la bientraitance pour être effectivement bientraitant ! Aucun soignant ne sera jamais bientraitant s'il n'élabore pas les éprouvés mobilisés en lui par la rencontre avec la pathologie des patients, et par la rencontre avec l'institution, l'équipe. Aucune bientraitance effective, authentique, ne trouvera les conditions de sa réalisation si les motifs — conscients, mais surtout inconscients — qui poussent à la maltraitance ne sont pas pensés, sont déniés, ignorés. Ce qui protège de la maltraitance c'est l'analyse scrupuleuse, exigeante du contre-transfert, des effets de haine, de rage, de colère, d'impuissance, de culpabilité, de honte… auxquels confrontent les pratiques de soin. Et ce n'est pas une « formation » de quelques heures imposée par une direction administrative dans une logique consumériste et managériale qui changera quelque chose à la maltraitance dans les pratiques de soin.

Frédéric Widart *:* Dans ce contexte, et avec ce que vous venez de dire, l'approche clinique des psychopathologies a-t-elle encore aujourd'hui une pertinence voire une légitimité, un avenir ?

Albert Ciccone: Je vous répondrai par trois anecdotes.
Une première petite anecdote, qui est peut-être un scoop. Au moment où je réponds à vos questions, des associations de praticiens du soin, en France, sont peut-être en train de gagner un recours en Conseil d'État, dénonçant un arrêté ministériel qui veut imposer aux psychologues des méthodes contraintes de traitement de certains troubles (« neurodéveloppementaux », bien sûr) chez les enfants. Les plaignants argumentent de l'incompétence d'un ministre (et de ses conseillers) pour dicter aux professionnels des méthodes de soin. La démarche est encore en cours et rien n'est joué, mais le rapporteur public défend le dossier et demande effectivement le retrait du texte pour incompétence du ministre ! Si les juges suivent cette requête, ce sera une victoire historique (et pas seulement pour les défenseurs de la psychanalyse) qui prouvera qu'on peut malgré tout résister !
Un deuxième élément de réponse, sous forme (apparente) d'anecdote aussi. Pour insister sur l'importance du travail de soin psychique, travail de parole, d'écoute, et qui se fonde sur l'implication dans une relation humaine, je raconte souvent l'histoire suivante aux étudiants, lors de la solennelle remise des diplômes à la fin de leur formation. Je reçois une patiente, qu'on peut considérer comme psychotique, à un rythme de deux séances par semaine depuis maintenant de nombreuses années. Lorsqu'elle est arrivée à mon cabinet, elle avait une lettre du médecin psychiatre de la clinique dans laquelle elle était hospitalisée environ six mois par an. La lettre de quatre pages ne comportait qu'une addition considérable de traitements chimiothérapiques. Rien sur elle, son histoire, sa vie… Outre les deux séances hebdomadaires, elle m'écrit régulièrement notamment pendant les vacances, me demande de l'appeler parfois. Un jour, cinq ans après le début du traitement, elle arrive paniquée : son mari remet en cause le suivi, ne veut plus financer les séances, etc. Elle me demande de lui parler. Au téléphone, celui-ci m'explique son ras-le-bol : « Elle ne change pas, tout cela ne sert à rien, elle est toujours aussi folle ! », me dit-il en colère. Après avoir écouté sa plainte et son constat sans appel, je

lui réponds : « Vous avez raison, elle est toujours folle, je comprends votre colère », ce qui a pour effet de le calmer. Je lui demande ensuite s'il se souvient combien de fois elle a été hospitalisée depuis cinq ans. Il réfléchit et me répond : « Jamais… », alors qu'elle passait la moitié de sa vie en clinique psychiatrique. Je lui demande s'il sait quel traitement médicamenteux elle prend. Il me répond que son médecin dit que son traitement c'est « du pipi de chat », alors qu'auparavant elle avait un traitement « qui aurait tué un éléphant ». Je n'ai pas voulu philosopher avec lui, mais j'aurais pu lui demander quel modèle de société il préfère : une société où la folie est contenue par des molécules chimiques et des murs d'hôpital (voire des chocs électriques, qui font leur retour), ou bien une société dans laquelle la folie est contenue par la relation humaine… (sans parler de l'aspect économique et du gain financier majeur que cela représente pour la collectivité !).
Je rappelle aux étudiants, à cette occasion, que la psychologie est une science « humaine », que la psychothérapie est un soin « humain » qui suppose une relation « humaine ». Et la santé mentale est aussi une affaire de science humaine, elle ne peut pas se réduire à une préoccupation sanitaire, médicale, et encore moins à une approche techniciste et désubjectivante.
Et enfin une troisième anecdote. Au moment où nous échangeons, est diffusée sur Arte, chaîne télévisée franco-allemande, une série qui s'intitule « *En Thérapie* », et qui fait des scores d'audience tout à fait impressionnants. Le besoin d'écoute et de parole ne s'éteindra pas malgré la forte volonté des Pouvoirs publics de le faire taire et de disqualifier les professionnels et les pratiques qui y répondent.

Philippe Pétry : Une question concernant le travail. Quelle place le travail occupe-t-il dans l'accompagnement des adolescents aux prises avec des troubles graves de la personnalité ? J'ai, pendant dix-huit ans, travaillé à l'école expérimentale de Bonneuil où j'étais responsable de la section des adolescents. Une des orientations majeures du soin avec eux était l'ouverture sur le monde extérieur par le travail chez des artisans qui pouvait déboucher sur des formations professionnelles, pour lutter contre l'enfermement dans une structure spécialisée. Je crois que la

possibilité de trouver une place socialement acceptable par le travail permet à certains adolescents de construire un compromis identificatoire (P. Aulagnier) viable qui les aide à se soutenir comme sujet en tant qu'elle leur fournit une réponse à la question angoissante d'un avenir possible pour eux comme pour leurs parents. Qu'en pensez-vous ?
La question du travail avec des adolescents touchés par des psychoses n'a pas attendu la formulation nouvelle du rétablissement pour être mise au travail. Elle a été au cœur des réflexions de Tosquelles pour ce qui concerne les adultes. À quelles conditions serait-il possible de mettre en œuvre un accompagnement faisant place à la question du travail qui ne se borne pas à des visées de rééducation comportementale ou de simples adaptations ? Quel bénéfice peut-on en espérer pour ces adolescents ?

Albert Ciccone: Je ne peux qu'être en accord avec vous. Évidemment que l'insertion sociale, la place dans la communauté — communauté humaine d'abord, et communauté sociale ensuite — est essentielle. Qu'on soit psychotique ou pas.
J'ajouterai que, comme toujours, la question n'est pas « quoi ? », mais « comment ? ». La question n'est pas « travail ou pas travail ? », « le travail est-il une aide ou pas ? », la question est « comment est envisagé le travail ? », « comment est pensé le soutien à l'intégration sociale ? ». Vous parlez de rencontre avec des « artisans », de « lutter contre l'enfermement », si de plus cette préoccupation s'accompagne d'un souci pour la vie émotionnelle, pour les désirs, pour les effets conscients et inconscients de la rencontre avec le social et avec le « travail », alors on est dans une logique et une pratique qui sont tout à fait autres que celle qui consiste à vouloir simplement « développer les habiletés sociales » sans tenir compte de la subjectivité des sujets supposés *in-habiles* socialement. Il ne s'agit pas d'aider le patient à singer les modes « normaux » et standardisés de communication, il s'agit d'aider un sujet qui souffre de la communication à être dans le monde parmi les autres. Et il faut aussi ne pas oublier d'aider les autres à accepter un tel sujet. En France toutes les entreprises sont obligées de compter parmi leurs salariés un certain pourcentage de personnel « en situation de

handicap ». Or, de nombreuses entreprises préfèrent payer l'amende pour non-respect de cette obligation plutôt que de faire ce travail d'intégration. Parce que l'intégration demande elle aussi à être accompagnée.

Je prendrai l'exemple de l'école. Le principe est le même. En France une loi de 2005 oblige les écoles à intégrer (« inclure », dit-on maintenant) les enfants en situation de handicap (tous handicaps confondus). Cette mesure repose bien sûr sur des vœux louables de reconnaissance du handicap, de non-exclusion, de non-discrimination, d'égalité des chances... Mais une telle « inclusion » est souvent une catastrophe. L'intégration d'un enfant très perturbé peut « désintégrer » une classe et l'enseignant avec. Tout cela serait très bien si l'inclusion était accompagnée, si l'enfant comme l'enseignant et comme le groupe d'élèves étaient réellement accompagnés. Or la seule aide est la mise au service de l'enfant, pour quelques heures par semaine, d'une personne désignée « aide à la vie scolaire », particulièrement mal payée et pas du tout formée. Et parallèlement, tout le secteur médico-social (les institutions qui s'occupaient, parfois à temps plein, de ces enfants) est démantelé. Il y a là une hypocrisie sociale et politique. Une telle intégration par l'école (mais ce serait la même chose par le travail) obéit essentiellement à des logiques économiques et consuméristes : cela coûte bien moins cher que les institutions spécialisées ! Et cela fait baisser le nombre de chômeurs ! La mesure serait effectivement humaniste si les Pouvoirs publics mettaient le prix, s'ils donnaient à l'école les moyens alloués aux établissements, s'ils payaient chaque jour le montant d'un « prix de journée » d'une institution spécialisée ! Cela afin que l'école ait les moyens, le personnel qualifié, pour accompagner l'enfant et accompagner aussi l'enseignant, voire l'ensemble de l'équipe pédagogique, ainsi que les élèves eux-mêmes. Ce serait là une véritable politique d'inclusion, avec un souci humaniste. Mais il n'en est malheureusement pas ainsi.

VARIA

Notes cliniques en temps de pandémie, IX

Patricia Janody[68]

Les « Notes cliniques en temps de pandémie, IX » (juillet — août 2021), ont été suscitées par la rencontre avec une jeune femme qui avait perdu son visage lors du premier confinement.

La catastrophe se lit sur son visage. On ne sait pas précisément ce qu'on entend par « lire », en pareil cas, mais on ne sait pas non plus comment le dire autrement devant un visage qui s'est affiné au maximum, qui s'est en quelque sorte décollé de lui-même. Pour cette jeune femme, cela a commencé il y a près de dix-huit mois, lors du premier confinement. Une période qui semble avoir reculé dans le passé pour la plupart d'entre nous, mais qui continue à l'habiter comme un présent qui se prolonge. Jusque-là, tout allait « normalement » pour elle, c'est-à-dire qu'elle se sentait vivre. Enfant, elle avait eu affaire à la violence, tous les soirs l'alcool du père et les crises de folie de la mère, tous les soirs des insultes et des coups. Elle avait appris à séparer : d'un côté l'enfer familial ; de l'autre côté, un parcours de bonne élève. Elle avait cultivé ce clivage qui la sauvait, obtenu une bourse et mené des études supérieures. Réputée parmi ses amis pour son enjouement « malgré tout », elle se croyait tirée d'affaire. Jusqu'au moment du premier confinement où les vis-à-vis lui avaient fait brutalement défaut. Limitée à l'espace de son studio, et privée tant des enseignements en présence que de la constellation amicale qu'elle avait vaillamment construite, elle s'était sentie glisser dans une sorte de puits dont elle n'avait pas soupçonné l'existence. Les difficultés, oui, les violences reçues et la lutte acharnée pour s'en sortir, elle connaissait. Mais pas ce trou qui l'aspirait. Ce trou par lequel elle se laissait aspirer avec un mélange de révulsion et de soulagement. Se mettre au travail devenait difficile, et même impensable. N'importe quel livre, fût-ce à visée de détente, lui tombait des mains. Elle ne se reconnaissait plus. Elle, l'étudiante brillante, métamorphosée, en – en quoi, elle ne trouve pas de qualificatif qui rende compte de son état. En larve amorphe, propose-t-elle néanmoins. Plus le goût de manger, plus l'envie de dormir. Dormant tout le temps,

[68] Psychiatre, psychanalyste, philosophe et écrivaine.

c'est-à-dire ne dormant jamais. Elle a perdu du poids, bien sûr, mais pas simplement comme un amaigrissement : elle flotte dans un corps qui n'est plus le même, elle évite de regarder le visage qu'elle continue à appeler sien par la force du langage, mais qui lui est devenu étranger.

En dix-huit mois, elle s'est vu prescrire plusieurs antidépresseurs, a été hospitalisée pour dépression, et a encore reçu plusieurs autres médications. Rien n'y a fait. En désespoir de cause, elle vient consulter dans un Bapu (Bureau d'aide psychologique universitaire) où elle est reçue par une psychanalyste à l'attention de laquelle elle retrace son parcours. Depuis dix-huit mois, elle reste bloquée au même point : incapable de ne rien envisager, incapable d'aimer, incapable d'étudier. Elle situe très précisément la bascule au premier confinement, quand il n'y a plus eu d'autre visage pour répondre à son visage. Et maintenant elle demande à retrouver sa vitalité antérieure, bien qu'elle ait cessé de croire au mythe médical de la restitution *ad integrum.*

Cette note clinique s'est entamée, spontanément, après une première rencontre avec cette patiente. Une sorte de poussée à rédiger ces quelques lignes, comme si celles-ci pouvaient rendre compte dela situation de cette jeune femme, de la bascule qu'elle a eu à connaître avec la pandémie. Se sentir poussée à écrire en regard d'un moment clinique est probablement aussi vieux qu'il y a clinique. L'expérience donne matière, et doublement : ayant affaire aux douleurs des personnes reçues, ayant affaire aussi à la part d'impuissance inhérente au métier. Ce qu'un clinicien découvre prioritairement, lors de ses premières prises de poste, est la profondeur de son ignorance. Il se sent parfaitement seul, mais, en tout état de cause, il peut se rattacher aux flux et aux rythmes de la langue. Les traditions qui s'en établissent ont pris divers visages d'une époque à l'autre, notamment celle des médecins-écrivains du siècle dernier. L'accolement des deux termes ne surprenait pas, comme solidaires d'un socle commun. Le vocabulaire médical restait d'ailleurs apparenté à des descriptions littéraires, sur le mode d'un lyrisme positif, quand le « coup de tonnerre dans un ciel serein » indiquait la survenue d'une péritonite ou d'une bouffée délirante aiguë, selon la spécialité exercée. Ou bien sur le mode d'un lyrisme négatif, guère moins enchanteur, quand les parties anatomiques non expressément baptisées prenaient leur nom de l'absence de nom, telle la « ligne innominée de l'os iliaque ». Durant la plus longue part de son histoire, la médecine fut effectivement une branche des humanités, où il ne s'agissait pas tant de garantir une efficacité à tout coup que de produire des histoires de maladies,de les intégrer à d'autres récits courants. D'où cet attelage logique : la pratique de la médecine, avec son expérience des corps, était de nature à nourrir une veine d'écriture humaniste ; inversement, une pratique d'écriture n'allait pas sans porter la plume au sein des accidents du matériau humain. Il y a bien sûr une part d'illusion dans ce socle commun, alors que celui-ci s'est construit avec des écrits qui le postulaient.Mais le fait est que, d'un bord comme de l'autre, se mobilisait une langue susceptible de toucher la grande narration de l'humain.

Cette solidarité rêvée n'est plus guère d'actualité. Ou, plus exactement, nous sommes divisés à cet endroit : d'un côté, nous ne demandons pas mieux que de continuer à être tenus par des récits qui nous englobent ; d'un autre côté, nous appartenons à l'ère des compartimentations. Comme on sait, la médecine se qualifie aujourd'hui par la scientificité de son approche, orientée par l'efficace et le calculable. La partition la plus aiguë ne s'exerce toutefois pas tant entre sciences et lettres que par le contrôle sans cesse extensif d'un discours autoritaro-bureaucratique sur les pratiques. Les cliniciens sont loin de s'y conformer aveuglément, la pratique demeure un art du singulier à remettre à chaque fois surle métier. Il reste toutefois qu'on n'use pas de la même langue selon qu'on a affaire aux autorités de tutelle, c'est-à-dire le plus souvent aux logiciels qui les représentent, ou bien qu'on cherche à répondre des symptômes en leur lieu indéfini. Cet écart vaut y compris pour qui prétendrait ne pas s'en soucier. On n'entre pas dans une narration qui touche aux symptômes sans que se creuse, d'une façon ou d'une autre, quelque perplexité sur la façon d'en traiter.

Il a beaucoup été écrit, et beaucoup publié, autour du premier confinement. Différents types de textes ont fait écho à cette situation inédite, pour en creuser les attendus ou pour s'en évader, l'un n'excluant d'ailleurs pas l'autre. Et du côté des cliniciens ? Une production abondante également, formellement publiée ou circulant de proche en proche, rendant compte des angoisses qui s'aiguisent et des pratiques qui s'adaptent. L'inédit de la situation en a aussi appelé à retisser des récits nourris par les tribulations de l'expérience, par le côtoiement réitéré de la vie et de la mort. Des récits d'autant mieux reçus qu'ils rendent sensible la précarité de la fonction soignante. Ainsi Gavin Francis[69] chronique-t-il sa pratique de médecin généraliste, entre consultations dans une clinique d'Édimbourg et visites à domicile au quotidien[1]. Il recourt volontiers au vocabulaire médical pour restituer, à l'échelle d'une société, l'évolution de la pandémie. Il parle par exemple de ses prodromes sociaux (dans leur signification médicale, signes avant-coureurs précédant le développement de symptômes typiques), ou de ses états de crise (passages où le malade est susceptible de basculer d'un côté ou de l'autre, vers la rémission ou vers la mort). Il tisse de surcroît ces termes à travers l'histoire. Du livre de la Genèse à la Grèce d'Hippocrate et jusqu'à notre siècle, il retrouve mention d'épidémies qui commencent par des accès de fièvre, des toux sèches et des maux de tête, avant de prendre un caractère dévastateur. Sa chronique touche juste, avec son extension temporelle. Elle génère aussi un certain réconfort alors même qu'elle semble raviver des blessures encore bien fraîches. Elle construit en effet une sorte d'image, une image narrative là même où des figures habituellement tenues pour acquises ont été mises à mal par le choc dela pandémie.

Aussi bien Gavin Francis appartient-il à son époque. Pas d'attelage idéal, quoiqu'il en soit, pas de complémentarité rêvée où le versant de la pratique et celui de l'écriture se conjoindraient par la grâce d'un tiret. Il a beau déployer son récit avec talent, il n'en indique pas moins une disjonction dont il ne cesse de faire

---

[69] Gavin, F. (2021). *Intensive Care, A GP, a Community and Covid19*, Welcome collection.

l'expérience. Il en rend compte comme d'une marche entravée, d'une boiterie où un pied gauche ignorerait la position d'un pied droit. La figure est éloquente pour tout clinicien qui s'essaie à l'écriture. De même qu'un pied ignore l'autre, de même l'écrivant méconnait l'acte du praticien tandis que le praticien reste disjoint de la tâche de l'écrivant. L'ignorance réciproque des pieds infléchit le rythme de la marche, l'ignorance entre la part du praticien et celle de l'écrivant infléchit le mode d'écriture. Les modes d'écriture, pourrait-on commenter. Car il n'y va plus d'une voie unique, dès lors, mais de deux voies d'écriture, au moins, pour rendre compte des symptômes. Soit qu'on en propose une mise en récit élargie, passant par leur description médicale et l'exhaussant métaphoriquement dans l'ordre social, comme le fait si bien Gavin Francis. Soit qu'on cherche au contraire à descendre d'un cran, à descendre dans le mode d'écriture élémentaire des symptômes. Selon la première voie, l'écriture vise à envelopper les symptômes ; selon la seconde, le symptôme tend à trouer l'écriture.

Durant le premier confinement, tout un chacun a pu sombrer dans une certaine perplexité, non seulement par le risque démultiplié de maladie et de mort, mais par les conséquences des nouvelles règles sociales. Derrière les portes closes, telle paire de jambes empêchée de marcher, telle paire d'yeux fatiguée de se poser sur les mêmes murs — les murs fixes autant que ces murs animés que fabriquent les écrans. Tant et si bien que les membres et les organes ne sont plus si assurés de se raccorder, que les jambes s'échappent de leur côté, que les yeux roulent sur eux-mêmes, et ainsi de suite. Et ce n'est pas là simple façon d'en parler, mais un risque réel dont les uns et les autres ont pu prendre la mesure dans ces circonstances. Reste la ressource, l'incomparable ressource des êtres parlants. Là où le liant qui émane ordinairement de nos vis-à-vis est interrompu, faire comme si la connexion était maintenue. Là où des images mentales ou des images matérielles ne tiennent plus que discontinument le fil de la présence, substituer d'autres formes de traces. Recourir à divers angles pour narrer des brisures et des remodelages. Et puis, encore, un genre d'écriture à même le corps. Car les corps écrivent, on ne peut le nier, et pas seulement dans les situations exceptionnelles. Là où se marque la précarité du liant, les corps écrivent des symptômes qui se nouent depuis plusieurs provenances. Avec l'apparition de quelques ritualisations obsédantes en milieu clos, par exemple, ou de quelques étourdissements phobiques quand il s'agit de regagner l'espace ouvert. Ainsi, pour la plupart, avons-nous traversé le premier choc de la pandémie sans conséquence psychique majeure. À quelques symptômes près, inévitablement, mais enfin, nous l'avons traversée. Si bien que les façons d'en écrire passent par ces symptômes, que ce soit selon la voie de leur mise en récit, ou selon une voie creusée par leur rythme décousu. Le choix n'est pas exclusif, à vrai dire, et diverses combinaisons se produisent au jugé, notamment lorsque nous restons interdits devant quelque catastrophe qui ne se laisse pas raconter.

Tel est le cas avec la femme précédemment évoquée. Elle se montre très précise sur la disruption qu'elle a à connaître. Devant la multiplication des antidépresseurs, et la réitération de leur inefficacité, elle signale assez fermement que son corps n'est plus son corps. Les doses qui y sont versées y coulent comme un liquide indifférent, sans rien pour les retenir. Moyennant quoi leur modalité d'action se dérobe. Pour elle, comme pour d'autres « enfants mal accueillis », la figure d'autrui tenait lieu, pour une part, des frayages qui lui ont fait défaut. En contrepartie, elle en vient à s'effondrer hors de la présence active de ses vis-à-vis, à se vider, semble-t-il, comme une page se viderait de caractères écrits à l'encre sympathique.

La praticienne, à ce stade, ressent une certaine inquiétude. Que faire avec une patiente chez qui rien ne prend forme ? Peut-être, commencer par mettre à plat la question. Rien ne prend forme, en effet, sinon ce rien. Or la figure du rien ne surgit pas spontanément, elle réclame une action décidée, un geste de creusement. Cette femme a appris, par nécessité, un traçage à même le corps. Dans le contexte terrifiant qui était celui de son enfance, son premier apprentissage fut de tirer le trait d'un clivage, de séparer en elle le lieu de la famille et le lieu de l'école. Ce trait ne se sera pas dissout par enchantement, il doit bien continuer à travailler sous une autre configuration. Il se sera retourné sur lui-même, peut-on supposer, amorçant une action d'évidage. Le processus n'est pas d'emblée enchantement[70], il doit bien continuer à travailler sous une autre configuration. Le processus n'est pas d'emblée manifeste. À l'envisager ainsi, néanmoins, on commence à remarquer une sorte de dessin : le dessin — type d'une lettre qui, comme telle, ouvre et limite son lieu par un trajet à rebours. Pas lisible pour autant, bien entendu, il ne se trouve ici rien à décrypter. Mais la fonction d'une lettre n'est pas proportionnelle à sa lisibilité : qu'elle soit lisible immédiatement ou à titre hypothétique, il s'agit d'inscrire un bord là où il n'y en avait pas.

Ce qu'il adviendra de cette semi-lecture, privée de contenu à lire, on ne le sait pas. Pas de guide de lecture qui orienterait la suite. Les cliniciens peuvent, à cet endroit, remercier ceux de leurs patients, réputés plus difficiles, dont la douleur apparaît dépourvue de prise signifiante. Ces patients les rappellent à leur ignorance de fond, ce versant de la pratique qui résiste aux mises en récit, ou alors se figure à la manière d'une page blanche transférentielle. Il se découvre parfois — mais ceci n'est pas prévisible — que cette page supporte une trace encore à venir, une forme de co-écriture qui se profilerapeut-être.

Bibliographie

Ferenczi, S . (1929). L'enfant mal accueilli et sa pulsion de mort. *Psychanalyse IV*,. Payot. 1982.

Gavin, F. (2021). *Intensive Care, A GP, a Community and Covid19*, Welcome collection

[70] Ferenczi, S . (1929). L'enfant mal accueilli et sa pulsion de mort. *Psychanalyse IV*,. Payot. 1982.

Infirmier en pratique avancée, nouvel acteur de santé

Florence Richard[71]

En France, un nouveau métier issu des sciences infirmières a émergé : l'infirmier en pratique avancée, encadré par un décret décrivant les différentes missions des IPA[72].
L'IPA, nouvel acteur de santé dans le paysage sanitaire français, est un infirmier avec des compétences élargies, et plusieurs champs d'interventions médicales selon la mention étudiée à l'université. Après une première année commune universitaire en master 1, leurs domaines d'expertise sont acquis en deuxième année de master 2 et répartis en cinq domaines : « oncologie et hémato-oncologie », « Maladie rénale chronique, dialyse et transplantation rénale », « Psychiatrie et santé mentale », « spécialisée en pathologies chroniques stabilisées, prévention et polypathologies courantes en soins primaires » et dernièrement « urgence ». Ce nouveau métier introduit une strate supplémentaire dans l'organisation du système de santé avec ces nouvelles missions.

D'un point de vue réglementaire, le nouveau métier d'IPA est défini comme suit :
il s'agit d'un infirmier diplômé d'État ou certifié qui a acquis les connaissances théoriques, le savoir-faire nécessaire aux prises de décisions complexes, de même que les compétences cliniques indispensables à la pratique avancée de son métier, pratique avancée dont les caractéristiques sont déterminées par le contexte dans lequel l'infirmière sera autorisée à exercer. (Aguilard, Colson, Inthavong, 2017, p. 242)[73]

Le métier et la formation d'IPA ont vu le jour en France en 2018 afin de répondre à un contexte sanitaire prégnant en termes de

[71] Infirmière en pratique avancée grade master 2 mention « Pathologies chroniques stabilisées ; prévention et poly pathologies courantes en soins primaires (PCS) » de l'université de Nantes
[72] IPA infirmier en pratique avancée
[73] https://doi.org/10.3917/spub.172.0241

besoins populationnels : vieillissement de la population, pluripathologies chroniques, déserts médicaux. Les missions de l'IPA sont encadrées par plusieurs textes réglementaires dont l'arrêté du 12 août 2019 modifiant l'arrêté du 18 juillet 2018 relatif au régime des études en vue du diplôme d'État d'infirmier en pratique avancée.

Pour autant, la notion de pratique avancée n'est pas récente. Elle a vu le jour en 1940 aux États-Unis sur un consensus pluridimensionnel et a été mise en œuvre dans une soixantaine de pays dans le monde (Aguilard & al., 2017)[74].

La survenue de ce nouveau métier en France est liée à un contexte médical déficitaire, et c'est pourquoi, l'exercice de l'IPA est une activité innovante, alliant des connaissances cliniques infirmières approfondies à des compétences médicales. L'IPA est amené à combler un déficit dans l'offre de soins par la prise en charge de situations complexes, par de la coordination de proximité entre la ville et l'Hôpital évitant ainsi des réhospitalisations coûteuses, ainsi que par des consultations de suivi, des actes de soins, des orientations et des prescriptions permettant l'adaptation des traitements et de renforcer l'alliance thérapeutique (Barrére, 2018)[75]. De nombreux articles mettent en évidence l'efficacité de ce nouveau métier à l'étranger ainsi que le changement de paradigme d'offre de soins que cela induit. Notamment l'étude « *Impact of nurse practitioners on health out-comes of Medicare and Medicaid patients* » d'Oliver, Pennington, Revelle et Rantz (d'Oliver, Pennington, Revelle, Rantz, 2014)[76] souligne l'efficacité clinique et préventive auprès des patients aux États-Unis.

Plusieurs modèles définissent les compétences des IPA dont le modèle conceptuel et précurseur d'Hamric[77] réfère à six

---

[74] https://doi.org/10.3917/spub.172.0241

[75] http://aurore.unilim.fr/theses/nxfile/default/4f9f4971-22e4-4af8-ac7e-136dfc570abe/blobholder:0/M20183198.pdf

[76] http://dx.doi.org/10.1016/j.outlook.2014.07.004

[77] Ann Hamric, professeure et doyenne adjointe à la Virginia Commonwealth University School of nursing (Etats-Unis)

compétences encadrées par des axes primordiaux à l'existence même de la pratique avancée.
À relever : les IPA travaillent en équipe dans le cadre d'un protocole d'organisation médical précisant ces activités et les modalités de la collaboration. Le suivi de patients par pathologies définies est encadré par la réglementation en vigueur impliquant un consensus d'accord avec le médecin. À ce titre, la consultation de l'IPA déploie plusieurs expertises comme orienter, dépister, prévenir, renouveler et adapter des prescriptions médicales en situation de soins complexes.

Par ailleurs, dans une approche plus transversale, l'IPA participe à l'évolution des pratiques cliniques, à la prise de décision éthique, à la formation, à la recherche en s'appuyant sur des données probantes et dans une dynamique de *leadership* clinique, managérial et politique. (Ambrosino, Barrière, Danan, Lecointre, Hue, Meury, Debout, 2016)[78]

En France, à ce jour, il existe des controverses sur la place de l'IPA, et ce, notamment au sein du milieu médical. Les limites du champ de compétences des IPA ne sont pas claires et parfois semblent se superposer. Ceci représente un réel défi pour les IPA. Les interventions et les responsabilités des IPA sont floues pour les soignants en place, par manque de connaissances. Cela suscite des interrogations et des réticences. Il est décrit plusieurs manques, celui le plus fréquemment cité est le manque de compréhension du rôle, des compétences et des missions de l'IPA, induisant un obstacle principal à l'implantation (Aguilard & coll., 2017)[79].
Pour répondre au mieux à l'adéquation enjeux/défis, il faut désormais compter avec le fait de :
[…] réorganiser les pratiques en définissant de nouvelles règles de partage entre professionnels de santé et d'insérer, dans la chaîne de compétences des professions de santé, le maillon

[78] https://doi.org/10.1016/j.refiri.2017.11.003
[79] https://doi.org/10.3917/spub.172.0241

manquant que constituent les professions intermédiaires. (Barrère, 2018, p. 25)[80]

En effet, dans ce cadre, les soignants (médecins et paramédicaux) sont confrontés à des patients atteints par des multipathologies, avec parfois une polymédication et leurs interactions en lien avec les multiressources d'informations, l'environnement et l'aspect psychosocial complexifient la prise en soin (Aubert, 2009)[81]. Dans ce contexte de soins complexes, l'émergence de ce nouveau métier IPA induit de l'incertitude et la nécessité de mettre en place de nouvelles règles de partage entre professionnels. Ceci est un vrai défi pour les IPA.

En conclusion, l'IPA enrichi de ses savoirs infirmiers et en proposant une approche holistique, en tenant compte des besoins des patients, est appelé à devenir un acteur incontournable dans le suivi des patients.

Bibliographie

Aguilard, S., Colson, S., Inthavong, K. (2017). Stratégies d'implantation d'un infirmier de pratique avancée en milieu hospitalier : une revue de littérature. *Santé Publique*, 29, 241-254.

Ambrosino, F., Barrière, C., Danan, J. L., Lecointre, B., Hue, G., Meury, P., Debout, C. (2016). Compétences attendues de l'infirmière de pratique avancée en France : recommandations d'experts à partir d'une étude Delphi modifiée, *Revue Francophone Internationale de Recherche Infirmière.* 1 (4), 5-19.

Aubert, J. (2009). Médecine générale : complexités et incertitudes, *Rev Med Suisse,* 2009 (5) 214, 1680-1681.

---

80 http://aurore.unilim.fr/theses/nxfile/default/4f9f4971-22e4-4af8-ac7e-136dfc570abe/blobholder:0/M20183198.pdf

81 https://www.revmed.ch › revue-medicale-suisse-214

Barrére, M. J. (2018). *Les infirmières de pratique avancée : quelles perspectives pour le système de santé français ? Comparaison avec le système québécois.* (Thèse de doctorat d'État en Médecine, Université de Limoges)
Oliver, G. M., Pennington, L., Revelle, S., Rantz, M. (2014). Impact of nurse practitioners on health outcomes of Medicare and Medicaid patients. *Nurs Outlook*, 62(6), 440–447.

LES MISSIONS

✗ Pratique clinique

-Suivi de la qualité de vie du patient et la prévention des facteurs de risque

-Évaluation clinique, renouvellement des prescriptions et adaptation des posologies

-Prescription d'examens complémentaires

✗ Prévention / éducation

-Conception de programmes d'éducation thérapeutique et d'éducation à la santé

-Actions d'éducation à la santé

✗ Parcours de soins

-Organisation du parcours de soins et de santé

-Travail en interdisciplinarité

✗ Recherche

-Participation et création de travaux de recherche

-Publications

-Veille scientifique

✗ Amélioration des pratiques

-Analyse de pratiques,

-Intégration des données probantes dans la pratique clinique (EBN)

-Développement dans la réflexion éthique/droit des personnes dans la pratique

✗ Formation

-Évaluation des besoins, conception et actions de formation (professionnels, étudiants, usagés)

✗ Leadership

-Clinique, professionnel et politique

Infirmière avec des **compétences élargies** et dont l'objectif principal est de participer à un meilleur suivi des patients.

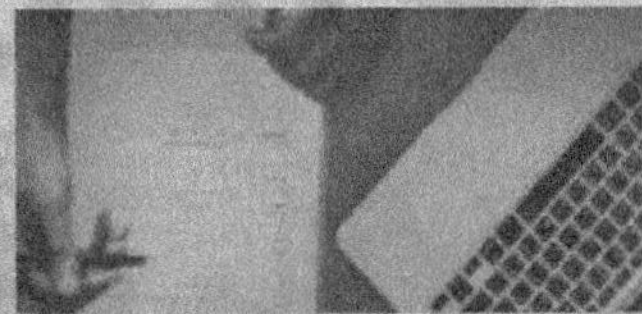

INFIRMIÈRE EN PRATIQUE AVANCÉE (IPA)

COLLABORATION

Ce suivi est confié à l'IPA par le médecin traitant du patient avec l'accord du patient.
L'IPA peut réaliser ce suivi en cabinet ou à domicile.
Les consultations médicales et les entretiens IPA peuvent s'intercaler dans le suivi du patient
En cas de problème de santé aigu→le patient est redirigé vers son médecin traitant

AVANTAGES du travail en collaboration avec une IPA

✓ aide à la coordination du parcours de soin du patient
✓ gain de temps médical
✓ mise en place d'un travail d'équipe
✓ développement de projet en santé

DIFFERENTES MENTIONS

- Oncologie et hémato-oncologie
- Maladie rénale chronique, dialyse et transplantation rénale
- Psychiatrie et santé mentale
- spécialisée en pathologies chroniques stabilisées, prévention et polypathologies courantes en soins primaires
- Urgence

Pratique « freinetique » de l'équipe

Edmond Perrier[82]

La classe mesurait 10 mètres de longueur. Je m'en souviens, car le père d'un camarade nous avait fourni une chaîne d'arpenteur et un décamètre. La chaîne nous avait permis de comprendre que nous pouvions d'abord évaluer une longueur puis l'affiner pour obtenir une mesure. Dix mètres, une belle et grande salle de classe pour la vingtaine d'élèves de l'école annexe de garçons de la rue Paul Petit à Saint-Étienne.
Cette classe reste dans mon souvenir un lieu d'une puissance extraordinaire. C'était notre classe, c'est-à-dire la mienne, la sienne, la tienne, c'était une classe que nous habitions vraiment, un lieu qui permet la création et le déploiement d'un paysage, d'un pays en dehors de la classe, à l'intérieur de la classe, en chacun et dans tout notre groupe.

L'idée de témoigner (raconter) de mon expérience d'élève Freinet a germé lors des journées de psychothérapie institutionnelle à Saint-Alban, au mois de juin 2017. Mon école primaire m'était revenue en mémoire lors des échanges qui ont lieu autour des travaux d'équipes de soins présentés dans les ateliers.
Atelier... Ce mot convoque avec puissance les souvenirs de mes années d'école primaire à Saint-Étienne, et se mettent à raisonner avec les préoccupations que nous partageons avec l'équipe de soin du secteur de pédopsychiatrie, où, lors d'une réunion de recherche, nous tentions de retrouver le sens des ateliers que nous proposons aux enfants en soin.

Dans ma classe, il y avait des lieux distincts qui rythmaient la journée et rendaient habitable chaque espace de la classe. Dans le fond de la pièce, l'endroit était réservé aux ateliers et notamment l'espace consacré à tout ce qui concernait la fabrication de notre journal « Joyeuse équipe ». Au fond, à droite

[82] Pédopsychiatre du secteur 67I02 EPSAN, 67170 Brumath

lorsqu'on regardait depuis le tableau noir, il y avait un vivarium dans lequel nous avions aménagé une petite mare pour les tritons et les œufs de grenouille. Derrière l'imprimerie, il y avait un meuble bibliothèque réservé aux bibliothèques de travail, les BT comme on disait à l'école Freinet. L'atelier peinture s'installait en fin d'après-midi en tournant quelques tables, juste à côté de l'atelier linogravure et pyrogravure.

Les tables de travail n'étaient pas toujours à la même place, parfois groupées pour les travaux en équipe, parfois en rang quand il pouvait s'agir de se concentrer à un travail collectif d'écoute d'un intervenant ou d'une équipe.

La classe était un véritable lieu de circulation des personnes, des idées, des créations et de la parole. Comme elle faisait 10 mètres de longueur, elle nous plongeait en permanence dans le système décimal et dans la question de l'espace à habiter, l'espace pour apprendre et pour vivre avec les autres.
Cette classe, nous en prenions soin à chaque instant, nous étions responsables de sa capacité d'accueil et de son ambiance. Sa longueur nous avait inspirés pour que la notion de temps puisse y être représentée. Nous avions tendu une corde de 10 mètres, qui courait le long d'un des murs de côté, corde appelée « la corde du temps ». L'espace se doit d'être associé au temps, et le temps se déploie dans l'espace. La corde du temps était partagée en segments d'un mètre représentant des périodes de 200 ans qui pouvaient elles-mêmes être découpées en différents tronçons. Les grandes dates de l'histoire des hommes étaient signalées par une étiquette suffisamment large pour y inscrire des évènements. Je revois si bien celles de l'an 1 et l'an 800 (sacre de Charlemagne).
Il me semble qu'il n'y avait pas d'estrade du côté du tableau noir. Je sais que le bureau de l'instituteur n'était pas sous le tableau noir : il était au même niveau que nos tables, contre le mur opposé à la porte d'entrée de la classe. Des tiroirs de ce bureau étaient accessibles à tous.

Nous avons été une vingtaine d'habitants dans ces lieux pendant 4 années scolaires sous la conduite rigoureuse, bienveillante et libre de celui qui se définissait comme le « gérant » de la classe, monsieur Georges Béruti, notre instituteur.

Monsieur Béruti avait le souci des enfants et de la transmission chevillé au corps. Il avait côtoyé Celestin Freinet et il militait pour la promotion des classes Freinet tout en inventant selon son propre style. Il était à lui seul une première leçon sur l'importance d'avoir son propre style, de se construire à partir de la rencontre avec les autres tout en cultivant ses propres ressources. C'était peut-être ma première leçon de pédopsychiatrie.

Monsieur Béruti savait emporter la confiance des parents pour qu'ils leur confient leurs enfants pour une aventure pédagogique bien au-delà des acquisitions académiques. J'ai cheminé avec monsieur Béruti de 1964 à 1968, c'est-à-dire du CE1 au CM2. Porté par des parents militants associatifs qui avaient confiance en moi et il ne fut pas difficile que nous ayons confiance en lui et en ses méthodes peu classiques.

Dans un roman autobiographique « Le voleur d'innocence, une enfance volée » (Denoël 1994), René Frégni parle ainsi du jour de la rentrée scolaire à Vence chez Célestin Freinet : *« Nous nous sommes engouffrés dans la classe en désordre et en chahut, sans cartables, sans rangs et sans appel. Une école à discipline gentille. Chacun a choisi sa place, je me suis précipité contre la fenêtre où les pins viennent jouer si près de votre joue qu'on se croirait dehors. [...] On ne m'a pas demandé grand-chose. Les autres se sont occupés comme s'ils n'avaient jamais quitté la classe, ils se sont organisés par petits groupes pour faire de l'imprimerie, de la gravure et du dessin, ils s'expliquaient les choses comme des artisans. Ils pouvaient parler assez fort. »*

Notre rentrée pouvait bien être comme celle-ci. Quelle tranquillité lorsque le désordre baigne dans une discipline gentille !

Nous n'étions pas en petit groupe, nous étions en équipe : pas des équipes à mettre en compétition, des équipes qui allaient s'entraider et surtout qui allaient tour à tour avoir la responsabilité de la coopérative. Notre classe était organisée autour d'une coopérative et monsieur Béruti en était le gérant. Nous étions 4 par équipes. Lorsqu'une des équipes avait la charge de la coopérative, elle s'organisait avec un président, un vice-président, un secrétaire et un trésorier. Régulièrement le bureau de notre coopérative tenait le conseil de coopérative le samedi matin. Nous décidions des projets de la coopérative, de la vie de la classe et des élèves. Je me suis aperçu plus tard que monsieur Béruti était aussi le garant des règles et des lois de la classe et que le conseil de coopérative était le lieu pour parler des transgressions de ces règles. Véritable réunion institutionnelle, l'apprentissage et la pratique des conseils de coopérative me donnaient déjà des pistes pour organiser mon futur travail en équipe en psychiatrie.

Les réunions, si souvent caricaturées par les détracteurs de la construction collective du travail, les réunions si souvent jugées improductives, bavardages inutiles, perte de temps, ces réunions sont essentielles pour prendre soin des enfants troublés, ces réunions permettent un travail de l'équipe sur elle-même, elles sont l'atelier où se construit notre institution mental où se forge nos propres outils de travail ; elles engagent chacun devant l'ensemble de l'équipe et sous ce regard de l'équipe qui se doit d'être bienveillant, elles évitent les transgressions et les passages à l'acte.

C'est bien plus tard que, interne en psychiatrie à Marseille, j'irais aux journées de psychothérapie institutionnelle à Saint-Alban découvrir une autre manière de faire de la psychiatrie. J'approchais pour la première fois d'autres maîtres avec la fierté d'être là, près d'eux, de les frôler et de les écouter, à la tribune, mais aussi dans la cour de l'hôpital de Saint-Alban. Tosquelles, Oury, Bonnafé, Gentis (le Stéphanois, comme moi), Chaigneau, et je crois qu'ils avaient tous un air de Béruti. J'entendais que la déhiérarchisation était essentielle pour la création d'un collectif, qu'il fallait se méfier de pétrifier les équipes dans les confusions entre statut, rôle et fonction. Cela me semblait limpide, j'avais le sentiment d'entendre quelque chose que j'avais expérimenté dans mon enfance, que j'avais pratiqué avec la coopérative et les fonctions exercées à tour de rôle où la parole de l'un valait la parole de l'autre, y compris du maître, dans les choix proposés pour la coopérative, mais maître qui se devait quand même de réguler les choses de sa fonction de gérant.

Travailler ensemble, proposer, élaborer et faire le chemin en marchant, me donna une passion pour l'équipe. Notre journal « Joyeuse équipe » en était une des principales réalisations et rendait compte du plaisir pris dans cette construction commune, gravant définitivement l'association de l'équipe à la joie.

Les écoles Freinet avaient un peu inventé les réseaux sociaux avant l'heure. Nous avions des correspondants dans plusieurs villes de France, en URSS, en Chine et en Afrique. Nous échangions des lettres, des colis, des photos et la coopérative avait participé à l'achat d'un magnétophone pour envoyer des enregistrements de nos voix. S'ouvrir sur la diversité, développer la curiosité de l'autre, connaître les cultures de nos correspondants venait en écho du désir de nous faire connaître par eux. « On s'habitue à tout… mais on ne s'habitue pas à vivre seul sans recevoir de lettres » écrivait Célestin Freinet le 23 mars 1916 alors qu'il était engagé dans la Première Guerre mondiale.

La curiosité n'était pas un vilain défaut, elle était même encouragée et je crois que c'est vraiment une qualité essentielle pour mon travail quotidien de pédopsychiatre.
Les questions étaient l'occasion de recherches, d'enquêtes et les BT étaient notre Google. Dans cette classe, l'ambiance était celle d'une sorte de laboratoire d'expérimentation et de découverte. Un parent amenait un hérisson, un camarade venait avec ses tourterelles, un autre avec des champignons… c'est comme si le sérieux s'absentait de notre espace pour laisser place à la poésie.

Les textes de « Joyeuse équipe » étaient issus de l'atelier texte libre. Nous étions encouragés à écrire des poèmes, à raconter notre quotidien. Nous lisions notre texte à toute la classe et nous votions pour publier tel texte, tel poème.
Le maître retranscrivait au tableau noir le texte tel qu'il avait été écrit par l'auteur, et collectivement, sous sa direction, nous corrigions les fautes d'orthographe et de grammaire. Le texte retouché passait alors à l'atelier imprimerie pour la composition sur les portes-lettres avec les lettres de plomb et il était ensuite imprimé. Nous suivions tout le trajet du texte, depuis son élaboration par l'auteur jusqu'à sa parution dans notre journal.

« Joyeuse équipe » était envoyé à tous nos correspondants et vendu à nos familles et à nos proches pour le bénéfice de la coopérative.

Nous étions au fond continuellement encouragés à développer nos histoires, à développer nos idées, à parler de nos sensations dans un cadre solidement tenu par monsieur Béruti.

Après quatre années de ce véritable bain dans une école où les apprentissages sollicitaient les talents de chaque enfant dans le souci de l'autre, dans le souci du groupe en privilégiant la solidarité concertée, je pensais que la vie avec les autres, que l'organisation des groupes ne pouvaient exister que sur des principes démocratiques et collectifs. Une équipe faite de sujets engagés et responsables devant chacun devait forcément construire ses outils de travail, aménager et organiser son cadre quotidien.
En septembre 1968, je rentrais en 6e au lycée (on ne parlait pas de collège à l'époque) dans une classe dite « spéciale », car je venais de la pédagogie Freinet. Je compris bien plus tard que malgré le passage de Mai 68, il restait encore pas mal de réserves vis-à-vis de méthodes pédagogiques vivantes qui développaient la curiosité et le sens critique. Je ne fus pas pour autant pénalisé ni gêné.
Le travail en équipe, la vie avec des équipes ne m'a jamais quitté. Quelque chose avait fait de moi un « Freinetique » de l'équipe, car je ne vois pas comment je pourrais travailler et vivre ensemble autrement.

C'est bien plus tard que j'ai été amené à réfléchir à la notion d'équipe et que j'ai fait le lien entre la méthode Freinet et une certaine pratique de la psychiatrie qui m'attirait, celle irriguée par la psychanalyse, la phénoménologie, la psychothérapie institutionnelle et la psychiatrie démocratique italienne. J'ai vu combien l'équipe pouvait être subversive, combien elle pouvait devenir un mode d'organisation dangereux pour certains bureaucrates, pour certains technocrates, pour certains phobiques ou pour certains obsessionnels. J'ai alors compris que ma 6e avait dû être un peu spéciale !

Pour se préserver des méfaits d'une conception par trop collective et responsable de la dynamique d'un groupe peut-être ?

Depuis plusieurs années je pense que la psychiatrie de secteur, comme on dit, est attaquée sur le front de l'équipe et des conditions de possibilité de ce travail d'équipe. Si très vite Freinet avait été accusé de fabriquer des petits bolchéviques, rappelons que la politique de secteur en psychiatrie était aussi née grâce à l'engagement de psychiatres de gauche. Cette politique de secteur insistait sur la notion d'une équipe pluriprofessionnelle conjuguée à la nécessité de déhiérarchisations. La subversion du système asilaire, la création de clubs, le regard sur la cité et la promotion d'un soin au plus près du milieu de vie des patients portés par des équipes militantes (pas partout) a changé la vie de nombreux patients et de beaucoup de familles. On ne peut pas le nier.

Mais nous sommes entrés dans l'ère de la gestion et du coût.

Le discours dominant est celui du réalisme gestionnaire, de l'efficacité comptable, de la rationalité et de l'économie des moyens et des efforts. Les chiffres, la rentabilité, l'efficience, la rationalité ont pour but de faire des économies. Ce discours dominant ne peut se déployer que dans une organisation hiérarchisée, quantifiée, pesée, évaluée qui brise les solidarités et pousse beaucoup au retrait de l'engagement.

La gouvernance doit permettre d'asseoir la primauté de la gestion en simplifiant les circuits et les niveaux de décision et en identifiant moins d'interlocuteurs pour prendre ou imposer de décisions.

Nous assistons bel et bien à une reprise en main par une hiérarchie de plus en plus étoffée et formée à un contrôle tatillon. L'équipe, le collectif, sont attaqués avec force par cette re-hiérarchisation ; le personnel de soin, la personne au plus près des patients, est amené et contraint à se consacrer à des tâches d'enregistrement de données statistiques, de mesures d'activité

et de qualité et de remplissage de dossiers. Pour se prémunir contre d'éventuels procès, une plus grande pression des usagers vient renforcer cela.
Pourtant, l'imprimerie de l'école annexe de la rue Paul Petit à Saint-Étienne même si elle a disparu du paysage en même temps que les bâtiments a laissé des textes qui racontent que quelque chose est toujours possible, quelles que soient les conditions. Ces textes libres racontent qu'il est indispensable d'œuvrer à la promotion du sujet et de l'amener à la citoyenneté.
C'est probablement le plus grand enseignement de mes années avec monsieur Béruti et sa méthode pour que la classe soit un lieu habitable qui permet de construire le paysage et d'apprendre à habiter son propre corps, sa propre personne. Promouvoir la singularité de chacun dans un groupe qui peut alors se transformer en équipe, se transformer en un autre lieu habitable par tous.

S'emparer et être un actif artisan du fonctionnement du groupe, de ses choix et de ses difficultés est une accession à la responsabilité citoyenne. La parole est partagée, elle circule sans se faire écraser par un quelconque statut hiérarchique.
Imprimés à l'encre indélébile, réveillée par une multitude de rencontres dans mon parcours médical puis psychiatrique, d'autres maîtres nombreux m'ont guidé pour continuer à tracer ce chemin ouvert par mon passage dans cette classe.
Aujourd'hui, malgré les attaques sur l'équipe que j'ai évoquées, j'ai le bonheur de travailler en équipe un peu comme dans ma coopérative. Cela ne va évidemment pas de soi et nécessite une rigueur dans la présence et le dispositif qui permet à l'équipe de continuellement travailler sur elle-même. Nous construisons notre outil de travail au quotidien en partageant des principes de notre travail institutionnel. Les soins aux enfants que nous accueillons sont au service de la promotion du sujet. Chaque enfant est unique et il doit trouver le moyen d'être un habitant de lui-même. Il ne peut le faire qu'en se confrontant à l'altérité, en acceptant qu'il aura toujours besoin des autres, en abandonnant notamment ses positions de toute-puissance. Cette position éthique nécessite un engagement de chacun à travailler avec les autres, un engagement de chacun dans l'équipe. Cet engagement

est aussi engagement à la curiosité, à se former en permanence.

Francis Jeanson nous éclaire sur cette notion d'équipe. Dans la psychiatrie au tournant, il dit : « La psychiatrie ne serait qu'une mystification de plus à mettre au compte du scientisme de la suraliénation technocratique de notre société, si elle ne se définissait pas résolument comme étant avant tout une praxis engagée par des sujets à la rencontre d'un sujet. » Cette phrase est très riche, car elle définit une réelle politique du quotidien, une éthique du sujet à maintenir et à réinventer chaque jour, à chaque moment de la pratique concrète. C'est effectivement en maintenant cette éthique que se précise peu à peu une pratique, que s'élabore une théorie de cette pratique, que se dégage un style qui vient attester qu'on est bien là en position de sujet. Une personne, un groupe, une équipe peut se trouver dans cette position.

La constitution d'un groupe en équipe entraîne une démarcation de l'anonymat, de la simple appartenance à un établissement et une prise de distance (voir une libération) de la hiérarchie stérilisante afin de pouvoir affirmer son propre style. Le style de chacun soutenu par l'équipe donnera ainsi le style à l'équipe qui imprimera lui-même le style de chacun.

C'est par ce travail d'animation du désir de travailler avec, de réfléchir avec, qu'est favorisé le passage d'un rapport hiérarchisé d'exécutant à celui de collaborateur, de partenaire.

Si j'ai toujours su que ma scolarité primaire fut un magnifique passage de mon enfance, j'ai pu m'y replonger en relisant tous les « Joyeuse équipe » que ma mère avait précieusement sauvés lors de nos multiples déménagements. C'est ainsi que j'ai pu tirer quelques fils sans savoir d'avance où ils me mèneraient et notamment vers l'importance de la promotion d'un sujet citoyen dans la classe de monsieur Béruti et dans toute pratique psychiatrique.

Bibliographie

Avanzini, G. (1996). Le centenaire de Célestin Freinet. *Cahier Binet Simon*. Erès

Frégni, R. (1994). *Le voleur d'innocence, une enfance volée*. Denoël.

Le Chanois, J.-P. (1949). *L'école buissonnière*. CGCF

Saint-Fucien, E. (2017). *Célestin Freinet, un pédagogue en guerres 1914-1945*. Perrin

Jeanson, F. (1987). *La psychiatrie au tournant*. Seuil

RÉSUMÉS ET MOTS CLÉS

Le modèle de la réhabilitation psychosociale en pédopsychiatrie : quelle pertinence ?

Nathalie Zottner

Résumé : L'auteur cherche à comprendre la pertinence que pourrait avoir la réhabilitation psychosociale dans le champ de la pédopsychiatrie. Un aperçu de l'histoire de la réhabilitation et de celle du secteur, articulées aux enjeux actuels de la pédopsychiatrie dans un contexte socio -politico-économique en pleine mutation, l'amène à s'interroger sur les différents modèles de compréhension et traitement des troubles de l'enfant. Une articulation est-elle possible ? Entre réductionnisme et empiétement, elle interroge les difficultés et les conséquences qu'une fragmentation de l'offre de soin pourrait entraîner pour les patients atteints de maladie mentale.
Mots-clés : Réhabilitation psychosociale, Pédopsychiatrie, Soin psychiatrique, Dimension psychique, Réseau

Abstract: The author tries to understand the possible relevance of psychosocial rehabilitation in the field of child psychiatry. An overview of the history of rehabilitation and of the sector, articulated to the current issues of child psychiatry in a socio-politico-economic context in full mutation, leads her to question the different models of understanding and treatment of child disorders. Is an articulation possible? Between reductionism and encroachment, she questions the difficulties and the consequences that a fragmented care offer could have for patients suffering from mental illness.
Keywords: psychosocial rehabilitation, child psychiatry, psychiatric care, psychic dimension, network

Rétablissement et subjectivité en santé mentale infanto-juvénile : considérations conceptuelles

Rosanna Wannberg

Résumé : cet article théorique vise à clarifier l'usage des termes de rétablissement et de subjectivité dans les débats internationaux en santé mentale. La première partie porte sur le sens général du paradigme du rétablissement et la notion du sujet qu'il mobilise, entendu comme agent autonome. Une deuxième partie explore une critique selon laquelle ce paradigme négligerait la subjectivité des troubles mentaux, via l'exemple des échelles de détection d'états à risque de la psychose. La troisième partie interroge les liens entre autonomie et subjectivité.
Mots-clés : rétablissement, prévention, psychose, schizophrénie, subjectivité.

Abstract: This theoretical article aims to clarify the use of the terms recovery and subjectivity in international mental health debates. The first part focuses on the general meaning of the recovery paradigm and the notion of the subject it mobilizes, understood as an autonomous agent. The second part explores a criticism that this paradigm neglects the subjectivity of mental disorders, via the example of scales for detecting states at risk of psychosis. The third part questions the links between autonomy and subjectivity.
Keywords: recovery, prevention, psychosis, schizophrenia, subjectivity.

Naître chacun autonome ou le devenir ensemble : deux conceptions pour une politique de santé mentale

Cyprien Anrochte, Matthieu Frossard

Résumé : les auteurs présentent l'articulation entre la désinstitutionnalisation, la montée de l'individualisme et le néolibéralisme. Ils croisent différentes perspectives des sciences humaines pour démontrer que les volontés politiques de réformes du champ de la santé mentale, qui dévoient l'idéal originaire de

la réhabilitation psychosociale, ne peuvent être comprises que si elles sont replacées dans le contexte de l'évolution du concept d'autonomie dans la société contemporaine.
Mots-clés : Autonomie, réhabilitation, processus de subjectivation, hyperindividualisme.

Abstract: the authors present the articulation between deinstitutionalization, the rise of individualism and neoliberalism. They intersect different perspectives from the human sciences to demonstrate that the political wills for reforms in the field of mental health, which pervert the original ideal of psychosocial rehabilitation, can only be understood if they are placed in the evolution context of the concept of autonomy in contemporary society.
Keywords: Autonomy, rehabilitation, process of subjectivation, hyperindividualism

Psychopathologie et néolibéralisme ou quand produire et consommer deviennent l'alpha et l'oméga de la santé mentale

Bernard Golse

Résumé : parler de santé mentale plutôt que de psychopathologie n'est pas anodin. Face à la grave crise actuelle de la pédopsychiatrie en France, l'auteur souligne l'importance de parler des psychopathologies au pluriel dans la mesure où la psychopathologie n'est plus seulement aujourd'hui de type psychanalytique.

Il aborde enfin l'impact du néolibéralisme sur la conception de la pédopsychiatrie en y réfléchissant dans différents champs (social, culturel, administratif et financier, politique).
Mots-clés : Néolibéralisme — Pédopsychiatrie – Psychanalyse – Psychopathologie – Santé mentale

Abstract: talking about mental health rather than psychopathology is not trivial.

Faced with the current and serious crisis in child psychiatry in France, the author stresses the importance of talking about

psychopathologies in the plural insofar as psychopathology is no longer only of the psychoanalytical type.
Finally, he addresses the impact of neoliberalism on the conception of child psychiatry by reflecting on it in different fields (social, cultural, administrative, and financial, political).
Keywords: Child psychiatry – Neoliberalism – Mental Health – Psychoanalysis – Psychopathology

Malaise dans le soin aux enfants et adolescents pour une mobilisation à la recherche d'un consensus intelligent

Thierry Delcourt

Résumé : la pédopsychiatrie française est en crise. Pourquoi cette crise : la forte croissance des demandes liées à la souffrance psychique des enfants et adolescents dans la vie familiale, sociale, scolaire, face au resserrement des normes d'apprentissage, d'adaptation et à l'idéologie du tout handicap. Alors qu'il y a pénurie de moyens pour répondre aux souffrances des enfants et aux attentes des parents, la priorité est imposée au diagnostic et au soin de troubles dits neurodéveloppementaux.
Mots-clés
Crise, handicap, éthique, créativité, identité

Abstract: french child psychiatry is in crisis. Why this crisis: the strong growth of demands related to the psychological suffering of children and adolescents in family, social and school life, in the face of the tightening of learning and adaptation norms and the ideology of all handicap. While there is a shortage of means to respond to the suffering of children and the expectations of parents, priority is given to the diagnosis and care of so-called neurodevelopmental disorders.
Keywords
Crisis, disability, ethics, creativity, identity

Le cadre du soin psychique : Secret professionnel et responsabilité du professionnel.

Geneviève Monnoye

Résumé : deux principes fondent le cadre du processus de soin psychique : le secret professionnel et la responsabilité du professionnel. Une situation clinique décrite sous l'angle du dossier papier, comparée aux exigences du Dossier Patient Informatisé-partagé pointe les difficultés à surmonter. Notre responsabilité de professionnel du champ de la santé mentale est étayée par les règles des codes de déontologie, confortée par les principes du Code pénal et par les recommandations de l'Autorité de Protection des Données qui s'appuient sur le RGPD.
Mots-clés : Soin psychique, intimité, secret professionnel, responsabilité du professionnel, dossier patient informatisé (DPI).

Summary: Two principles underpin the framework of the psychic care process: professional secrecy and professional responsibility. A clinical situation described from the point of view of the paper file and compared to the requirements of the shared Computerised Patient File points out the difficulties to be overcome. Our responsibility as professionals in the field of mental health, supported by the rules of the codes of ethics, will be reinforced by the principles of the penal code and by the recommendations of the Data Protection Authority which are based on the RGPD
Keywords: Psychological care, privacy, professional secrecy – professional responsibility, computerized patient record (CPR).

La violence de l'injonction. La prescription de l'autonomie.

Albert Ciccone.

Résumé : La montée actuelle du paradigme de la promotion de l'autonomie et de l'indépendance du sujet constitue une violence dans la mesure où la subjectivité se trouve réduite au développement des compétences, plutôt qu'à la prise en compte

de la manière personnelle dont le sujet se débrouille avec la pathologie. Ce paradigme transforme également le travail des professionnels qui se trouve réduit à des techniques de promotion des compétences. Plusieurs situations cliniques illustrent ce propos
Mots-clès : Autonomie, indépendance, compétences, professionnels.

Summary: The current rise of the paradigm of the promotion of autonomy and independence of the subject constitutes a risk of violence insofar as subjectivity is reduced to the development of competences, rather than to the taking into account of the personal way in which the subject copes with the pathology. This paradigm also transforms the work of professionals, which is reduced to techniques for promoting skills. Several clinical situations illustrate this point.
Keywords: autonomy, independence, skills, professionals

Notes cliniques en temps de pandémie, IX

Patricia Janody

Résumé : Cette note clinique part de la rencontre d'une jeune femme qui a présenté après le confinement un effondrement dépressif grave. Cette rencontre interroge ce qui pousse le clinicien à écrire lorsque la douleur du patient s'inscrit dans le corps et apparaît dépourvue de prise signifiante.
L'auteur interroge la tradition des médecins-écrivains et montre combien ces patients, réputés plus difficiles, rappellent les praticiens à leur ignorance de fond, à ce versant de la pratique qui résiste aux mises en récit, ou alors se figure à la manière d'une page blanche transférentielle.
Mots-clés : Effondrement, corps, écriture

Summary: This clinical note is based on an encounter with a young woman who presented a severe depressive collapse after the confinement. This encounter questions what drives the

clinician to write when the patient's pain is inscribed in the body and appears to be devoid of any signifying grip.
The author questions the tradition of doctor-writers and shows how much these patients, reputed to be more difficult, remind practitioners of their basic ignorance, of this side of practice which resists being put into a narrative, or which appears as a blank transferential page.
Keywords: Collapse, body, writing

Pratique « freinetique » de l'équipe

Edmond Perrier

L'auteur témoigne de son expérience d'école primaire dans une classe « Freinet »
Il décrit les pratiques de travail en équipe et les ateliers. Il met en rapport ces manières de faire avec les pratiques qu'il a découvertes, jeune interne, en assistant aux journées de psychothérapie institutionnelle à Saint-Alban.
L'importance de l'équipe et du collectif est mise à mal aujourd'hui par l'idéologie gestionnaire. Ce discours dominant ne peut se déployer que dans une organisation hiérarchisée, quantifiée, pesée, évaluée qui brise les solidarités et pousse beaucoup au retrait de l'engagement.
Malgré tout, des lieux subsistent où le travail en équipe résiste et s'avère toujours fécond
Mots-clés : Pédagogie Freinet, psychothérapie institutionnelle, travail en équipe.

Summary: The author testifies to his experience in an elementary school in a 'Freinet' class.
He describes the teamwork practices and the workshops. He relates these ways of doing things to the practices he discovered as a young intern while attending the days of institutional psychotherapy in Saint-Alban
The importance of the team and of the collective is undermined today by the ideology of management. This dominant discourse can only be deployed in a hierarchical, quantified, weighed and

evaluated organization that breaks down solidarity and pushes many to withdraw from commitment.
In spite of everything, there are still places where teamwork resists and is always fruitful.
Keywords: Freinet pedagogy, institutional psychotherapy, teamwork.

Structures éditoriales du groupe L'Harmattan

L'Harmattan Italie
Via degli Artisti, 15
10124 Torino
harmattan.italia@gmail.com

L'Harmattan Hongrie
Kossuth l. u. 14-16.
1053 Budapest
harmattan@harmattan.hu

L'Harmattan Sénégal
10 VDN en face Mermoz
BP 45034 Dakar-Fann
senharmattan@gmail.com

L'Harmattan Cameroun
TSINGA/FECAFOOT
BP 11486 Yaoundé
inkoukam@gmail.com

L'Harmattan Burkina Faso
Achille Somé – tengnule@hotmail.fr

L'Harmattan Guinée
Almamya, rue KA 028 OKB Agency
BP 3470 Conakry
harmattanguinee@yahoo.fr

L'Harmattan RDC
185, avenue Nyangwe
Commune de Lingwala – Kinshasa
matangilamusadila@yahoo.fr

L'Harmattan Congo
219, avenue Nelson Mandela
BP 2874 Brazzaville
harmattan.congo@yahoo.fr

L'Harmattan Mali
ACI 2000 - Immeuble Mgr Jean Marie Cisse
Bureau 10
BP 145 Bamako-Mali
mali@harmattan.fr

L'Harmattan Togo
Djidjole – Lomé
Maison Amela
face EPP BATOME
ddamela@aol.com

L'Harmattan Côte d'Ivoire
Résidence Karl – Cité des Arts
Abidjan-Cocody
03 BP 1588 Abidjan
espace_harmattan.ci@hotmail.fr

Nos librairies en France

Librairie internationale
16, rue des Écoles
75005 Paris
librairie.internationale@harmattan.fr
01 40 46 79 11
www.librairieharmattan.com

Librairie des savoirs
21, rue des Écoles
75005 Paris
librairie.sh@harmattan.fr
01 46 34 13 71
www.librairieharmattansh.com

Librairie Le Lucernaire
53, rue Notre-Dame-des-Champs
75006 Paris
librairie@lucernaire.fr
01 42 22 67 13

www.ingramcontent.com/pod-product-compliance
Lightning Source LLC
LaVergne TN
LVHW021216061026
849535LV00008B/2771